Rebekka Gohla | Ilka Tran Anh (Hrsg.)

Du darfst leben

Hoffnung & Ermutigungen für den Weg aus der Essstörung

BRUNNEN
Verlag GmbH · Giessen

FSC www.fsc.org
MIX
Papier | Fördert gute Waldnutzung
FSC® C083411

www.brunnen-verlag.de
Lektorat: Konstanze von der Pahlen
Umschlaggestaltung: Daniela Sprenger
Umschlagbild: © Polina Kovaleva/pexels.com
Satz: Brunnen Verlag GmbH
Druck: CPI books GmbH, Leck
Gedruckt in Deutschland
ISBN Buch 978-3-7655-2157-7
ISBN E-Book 978-3-7655-7685-0

Was andere an diesem Buch begeistert

Ich bin superbegeistert von diesem Buch. Es ist brutal wichtig! Denn: Über Essstörungen wird nicht viel gesprochen. Schon gar nicht von Betroffenen. Ilka und Rebekka öffnen mit ihrem Buch ein Fenster. Sie überwinden die Scham und bringen frische Luft ins Gespräch. Sie geben keine billigen Tipps, sondern berichten ehrlich, ungeschönt und authentisch von ihrer eigenen holprigen Reise. Dabei lassen sie auch andere zu Wort kommen und zeigen immer wieder auf die Freiheit, die Jesus für uns bereithält.

Ich empfehle dieses Buch Betroffenen und all jenen, die Betroffene liebevoll begleiten. Das Buch wird für viele die Tür in die Freiheit sein. Davon bin ich überzeugt!

John Nimmo, Leiter des Central Richtsberg, einer Stadtteilgemeinde in Marburg, und von Yovel Network, einem Leiternetzwerk

Rebekka und Ilka öffnen hier mutig ein Thema, das oft viel zu lange versteckt wird. Die Geschichten in ihrem Buch berühren und erschüttern. Es gehört Mut dazu, seine eigenen Kämpfe offenzulegen, Licht dranzulassen und sie dann auch noch der Öffentlichkeit zugänglich zu machen. Doch ich glaube, dass es ein Schritt ist, der vielen anderen Heilung bringen wird, weil sie sehen werden: Ich bin nicht allein! Es gibt Hoffnung und es gibt Wege!

Ich zolle Rebekka, Ilka und den anderen Stimmen, die hier zu Wort kommen, meinen größten Respekt und bete für weitreichende Verbreitung dieses Buches – dass es Menschen an jedem Ort in die Hände bekommen: Betroffene, ihre Familien, Seelsorger, Ärzte und Therapeuten. Heilung ist ein langer Weg und es braucht Mitstreiter. Ich will einer sein und dieses Buch befähigt mich dazu. Danke für dieses wertvolle Werk!

Nina Strehl, Predigerin u. a. bei „Kirche im Pott", Produktdesignerin und Instagrammerin: @ninastrehl

Ich muss zugeben, dass mir nicht bewusst war, wie weitreichend und weit um sich greifend diese Krankheit ist. Umso wichtiger ist es für Betroffene, Scham zu überwinden und Licht in ihr Versteckspiel zu bringen. Dass es möglich ist, aus dem Kreislauf auszubrechen und heil zu werden, davon erzählen die vielen Geschichten in diesem Buch.

Weil ich die Autorinnen kenne, weiß ich, wie viel Überwindung, Ängste und Outing in diesem Buchschreibeprozess stecken, das jetzt für alle Welt sichtbar ist. Ich bin stolz und froh, dass das innere Drängen, dass es solch ein von christlichen Werten geprägtes Buch zu diesem Thema geben muss, gewonnen hat gegenüber den Sorgen: „Was könnten andere denken, wenn sie meine Geschichte hören ..."

Egal aus welchen Gründen du dieses Buch nun in den Händen hältst: Du tust dir etwas Gutes, es zu lesen. Da ist Hoffnung. Die strahlt durch.

Jenni Terlitzki, Teil von ELI Worship, Sprecherin und Instagrammerin: @jenniterlitzki

INHALT

Identität

Leben

Was wir noch sagen wollen

VORWORT

Unser Herz hinter diesem Buch

Vor einigen Jahren fragte mich (Ilka) jemand, was ich damals, als ich noch so tief in der Essstörung steckte, besonders vermisst habe. Ich antwortete: „Was mir damals gefehlt hat, auf meinem Weg aber sehr geholfen hätte, waren Menschen, die mit Jesus unterwegs sind und ihre Kämpfe mit der Essstörung teilen. Menschen, die mir zeigen, dass ich in alldem nicht allein bin, und die mich ermutigen, an Gott dranzubleiben."

Das ist einer von vielen Gründen, weshalb wir dieses Buch geschrieben haben. Wir haben beide erlebt, wie tief und umfassend die Essstörung das eigene Leben rauben und zerstören kann. Wir haben aber auch erlebt, wie wertvoll es ist, diesen Weg aus der Essstörung nicht allein zu gehen. Egal wie unsere jeweiligen Kämpfe aussehen: Wir alle brauchen Menschen, die uns ermutigen. Menschen, die die Hoffnung hochhalten, wenn wir keine haben, und mit denen wir ehrlich sein können.

Und gerade, weil Essstörungen häufig noch so ein großes Tabuthema sind, wollen wir in diesem Buch auch Schweigen brechen, Dinge offen und ehrlich ansprechen und Betroffene darin bestärken, sich Hilfe zu suchen – weil niemand diesen Kampf durch die Essstörung allein kämpfen kann.

Außerdem wollen wir Menschen erreichen, die Betroffene kennen oder sogar begleiten, sich aber noch tiefere Einblicke in das Thema wünschen. Ob Familie, Freunde, Lehrer, Kollegen oder Menschen in Gemeinden: Dieses Buch soll euch helfen, sensibler für die Thematik zu werden und Betroffene noch besser zu unterstützen.

Warum das so wichtig ist? Weil Statistiken zeigen, dass in Deutschland jährlich Tausende neue Fälle von Essstörungen diagnostiziert werden. Im Alter zwischen elf und siebzehn Jahren zeigen ein Fünftel aller Kinder und Jugendlichen ein gestörtes Essverhalten, wobei Mädchen fast doppelt so häufig betroffen sind wie Jungen. Immer noch sterben viel zu viele Menschen an den Folgen einer Essstörung – allein in den USA alle 52 Minuten einer. In Deutschland und Europa ist die Zahl der Menschen, deren Leben durch eine Essstörung verkürzt wird, weltweit sogar mit am höchsten. Während der Corona-Pandemie wurde in Praxen und Kliniken außerdem eine starke Zunahme von Essstörungen beobachtet. Tatsächlich sind viel mehr Menschen davon betroffen, als uns bewusst ist oder wir auch nur annehmen würden. Und vermutlich kennt jeder von uns jemanden, der an einer Essstörung erkrankt ist, ohne dass er oder sie es vielleicht ahnt.

In diesem Buch teilen wir, Ilka und Rebekka, unsere ganz persönlichen Geschichten und Erfahrungen mit dem Thema Essstörungen. Für den Weg durch die Erkrankung und hin zur Genesung bieten die folgenden Kapitel zahlreiche Ermutigungen und Impulse, wichtige Empfehlungen und Hinweise, heilsame Wahrheiten Gottes und weitere Ressourcen. Sie sollen dir helfen, gute Entscheidungen zu treffen und gut für dich selbst zu sorgen, um gesund zu werden. Die Kapitel haben die Themenschwerpunkte Beziehungen, Körper, Glaube, Identität und Leben. Schau einfach, welche Themen für dich gerade am relevantesten sind, und starte mit dem, was dir guttut und was du für deine Situation als hilfreich empfindest.

Neben uns Herausgeberinnen kommen auf den folgenden Seiten auch andere Menschen zu Wort, die mutig ihre ganz eigene Geschichte mit einer Essstörung erzählen. Wir sind superdankbar für jeden Einzelnen, der sein Wissen und seine Erfahrungen in diesem Buch teilt und damit zeigt, wie vielfältig und unterschiedlich Essstörungen sein können. Jede Geschichte ist einzigartig und auch jeder Verlauf ist anders, weshalb wir in diesem Buch eine große Bandbreite davon aufzeigen.

Wir wissen nicht, wie dein persönlicher Weg aussieht, welchen Schmerz du schon erlebt hast oder was du gerade brauchst. Was wir uns aber zutiefst wünschen, ist, dass dieses Buch dazu beiträgt, dass du nicht länger das Gefühl hast, mit alldem allein zu sein. Und dass du ermutigt wirst, dich selbst auf den Weg zu machen – vielleicht zum ersten Mal, vielleicht aber auch erneut, um Schritte in Richtung Heilung zu gehen. Essstörungen zerstören so viel Leben – dabei bist du dazu geschaffen, um zu leben! Und wir sind davon überzeugt, dass Freiheit möglich ist – auch für dich.

Ilka und Rebekka

LEGEN WIR LOS

Eine Einführung ins Thema

Eine Essstörung ist keine psychische Erkrankung, die bei A anfängt und dann einen „typischen" Verlauf nimmt. Zwei Personen mit der Gleichen Essstörung, z. B. einer Bulimie, werden trotz identischer Diagnose verschiedene Ursachen, Verläufe und auch Abweichungen in ihrer jeweiligen Symptomatik nennen können. Um die Breite und Unterschiedlichkeit der Herausforderungen zu verdeutlichen, mit denen Betroffene kämpfen, erzählen in diesem Buch deshalb außer uns Herausgeberinnen noch andere Menschen von ihren Erfahrungen.

Bevor wir tiefer in die verschiedenen Themen dieses Buches einsteigen, wollen wir einen kurzen Überblick über das Thema Essstörungen geben. Wenn dich einzelne Erkrankungsformen und Diagnosen noch mehr interessieren, findest du online viele Informationen und Fachliteratur dazu.

Eine Essstörung ist eine schwerwiegende und ernst zu nehmende Erkrankung. In den letzten Jahren wurde immer mehr zu den Hintergründen und Formen von Essstörungen geforscht, sodass man in den Diagnosehandbüchern mittlerweile verschiedenste Ausprägungen von Essstörungen findet.

Zu wissen, was genau sich hinter welchem Störungsbild verbirgt, kann oft schon ein erster Schritt sein, um sich als Betroffener einzugestehen oder überhaupt erst zu merken, dass man Hilfe braucht. Aber auch für Außenstehende kann das Wissen über die verschiedenen Diagnosen helfen, sensibilisiert zu werden, aufmerksam zu bleiben und betroffenen Personen liebevolle Unterstützung anbieten zu können.

Dennoch ist es uns wichtig zu sagen, dass du dir nicht erst Hilfe suchen darfst, wenn du alle Kriterien einer Störungsform erfüllst. Auch wenn du dich in keiner der beschriebenen Diagnosen zu 100 Prozent wiederfindest, aber merkst, dass du mit dem Thema Essen auf irgendeine Weise kämpfst, ermutigen wir dich, dir Unterstützung zu suchen. Es gibt kein „krank genug", um die Hilfe zu bekommen, die du brauchst.

Bei all den Diagnosen gibt es immer auch ein Dazwischen, Darunter und Halbzutreffend. Nicht ohne Grund werden deshalb mittlerweile auch atypische Essstörungen diagnostiziert.

Welche Essstörungen gibt es?

Der Bereich der Essstörungen wird fortlaufend erforscht. So werden im klinisch-therapeutischen Bereich Diagnosen und Symptome angepasst. Ärzte und Therapeuten nutzen die internationale Klassifikation von Krankheiten (ICD) als Grundlage, um Diagnosen zu erstellen. Die Ziffern dieser Diagnoseschlüssel, egal ob Erkältung, Beinbruch oder psychische Erkrankung, kennen die meisten von uns wahrscheinlich aus den Arbeitsunfähigkeitsbescheinigungen, die wir vom Arzt erhalten, wenn wir krank sind. Dort geht aus der jeweiligen Ziffer die Diagnose bzw. der Grund der Krankschreibung hervor.

Mittlerweile gibt es eine elfte Revision dieser Klassifizierung, die im Januar 2022 in Kraft getreten ist. Diese Revision an Krankheitsdiagnosen enthält auch einige Neuerungen im Bereich der Essstörungen. So wurden beispielsweise Gewichtskriterien angepasst, Formen verändert, und die Binge-Eating-Störung wurde als feste Diagnose aufgenommen. Wir sehen die Neuerungen der ICD-11 sehr positiv, weil sie zeigen, dass Kriterien immer auch von der festgelegten Norm abweichen können und individuell verlaufen, wobei der Leidensdruck oder eine vorhandene Erkrankung nicht gering geachtet werden.

Im Folgenden geben wir dir einen kurzen Überblick über verschiedene Essstörungsformen. Wir können dabei nicht auf alle Essstörungen eingehen, und auch zu den Risikofaktoren oder Behandlungsmöglichkeiten gäbe es eine Menge mehr zu sagen. Wir sind superdankbar, dass es viele Fachleute gibt, die dazu bereits Studien oder Fachliteratur veröffentlicht haben und dies alles sorgfältig und viel ausführlicher beschrieben haben, als wir das hier können.

Deshalb beschreiben wir in diesem Buch nur die am häufigsten auftretenden Essstörungen. Die folgende Aufzählung soll kurz erklären, was man unter der jeweiligen Essstörung versteht, ersetzt aber keine Diagnose durch einen Arzt. Außerdem ist uns wichtig zu sagen, dass Übergänge zwischen den einzelnen Essstörungsformen fließend sind und viele Betroffene von einer Form in die nächste rutschen oder mehr als nur eine Essstörung erleben.

Anorexia Nervosa

Anorexia Nervosa ist im Sprachgebrauch als Anorexie oder Magersucht bekannt. Ein wichtiges Merkmal ist ein absichtlich selbst herbeigeführter Gewichtsverlust. Die Betroffenen haben große Angst davor, an Gewicht zuzunehmen, und sehen sich selbst auch dann noch als zu dick, wenn sie bereits deutliches oder sogar lebensbedrohliches Untergewicht erreicht haben.

Zu den Symptomen zählen außerdem übertrieben viel Sport und ein hoher Druck, sich selbst zu kontrollieren. So stellen sich Betroffene oft mehrmals am Tag auf die Waage. Wenn sie das Gefühl haben, zu viel gegessen zu haben, können selbst herbeigeführtes Erbrechen oder das Einnehmen von Abführmitteln eine weitere Form sein, um nicht an Gewicht zuzunehmen.

Für die ICD-11 wurde vorgeschlagen, dass eine Magersucht nicht mehr nur abhängig vom BMI oder einem absoluten Gewichtskriterium diagnostiziert werden kann, sondern dass ein sehr schneller und ausgeprägter Gewichtsverlust (z. B. mehr als 20 % des gesamten Körpergewichtes innerhalb von sechs Monaten) diesen ersetzt, solange die anderen Kriterien für die Magersucht erfüllt sind (Claudino et al., 2019).

Bulimia nervosa

Die Bulimie wird häufig auch Ess-Brech-Sucht genannt. Dabei kommt es immer wieder zu Heißhunger, der zu Essanfällen und anschließendem Erbrechen führt. Es muss aber nicht immer zu Erbrechen kommen; auch andere restriktive Verhaltensweisen wie der Gebrauch von Abführmitteln, anschließendes Hungern oder übermäßig viel Sport, um das aufgenommene Essen zu kompensieren, können Formen einer Bulimie sein.

Atypische Formen von Anorexie und Bulimie

Bei der atypischen Anorexie bzw. atypischen Bulimie handelt es sich um eine Störung, die einige Kriterien der Anorexie und Bulimie erfüllt, diese Diagnose aber anhand des gesamten klinischen Bildes nicht rechtfertigt. So kann das Körpergewicht bei der atypischen Anorexie beispielsweise trotz hohem Gewichtsverlust im oder über dem Normbereich liegen. Auch bei der atypischen Bulimie sind alle Kriterien der Bulimie erfüllt, nur dass die Frequenz und Dauer der Essanfälle bzw. regulierenden Maßnahmen wie Erbrechen geringer sind.

Binge-Eating-Störung

Von Binge Eating, auch Esssucht genannt, spricht man, wenn Betroffene mindestens einmal pro Woche über einen Zeitraum von drei Monaten hinweg Essanfälle haben. Während der Essanfälle wird innerhalb kürzester Zeit unkontrolliert viel Essen aufgenommen. Im Unterschied zur Bulimie werden dabei anschließend keine kompensatorischen Maßnahmen wie Erbrechen oder Sport ergriffen. Betroffene leiden besonders unter Ekel- und Schamgefühlen. Häufig geht (manchmal auch erst im Verlauf der Erkrankung) krankhaftes Übergewicht mit der Esssucht einher, was aber kein Muss ist.

Emotionales Essen

Vielleicht hast du den Begriff „emotionales Essen" schon einmal gehört oder kennst das von dir selbst. Von „emotionalem Essen" spricht man dann, wenn die Reaktion auf heftige Gefühle wie Angst, Wut oder Stress das Essen ist. Emotionales Essen an sich ist keine eigene diagnostizierte Essstörung, kann aber ein Merkmal einer Essstörung sein.

Außerdem wird oft ein Zusammenhang zwischen Essstörungen und anderen psychischen Erkrankungen wie Zwangsstörungen, Angststörungen oder Depressionen festgestellt. Europäische Studien zeigen, dass mehr als 70 Prozent der Patienten mit einer Binge-Eating-Störung mindestens noch an einer weiteren psychischen Erkrankung leiden (Keski-Rahkonen & Mustelin, 2016). Und auch bei anderen Essstörungen hat man eine auffällig hohe Verbindung zu anderen psychischen Erkrankungen festgestellt. Das zeigen auch einige der Geschichten von Betroffenen in diesem Buch.

Wenn du mehr darüber wissen möchtest, welche Auswirkungen Essstörungen mit sich bringen können oder wie du möglicherweise erkennen kannst, dass jemand betroffen ist, findest du im Internet auf zahlreichen Webseiten weitere Informationen, zum Beispiel auf der Seite der Bundeszentrale für Aufklärung und Gesundheit (BzGA). Am Ende dieses Buches gibt es außerdem einen Verweis auf Ressourcen (Bücher, Podcasts, Webseiten und mehr), die wir zusammengestellt haben.

Grundsätzlich gilt: Essstörungen erkennt man nicht am Gewicht. Nicht nur sehr schlanke Menschen können magersüchtig oder bulimisch sein und nicht nur Menschen mit stark erhöhtem Gewicht leiden unter Esssucht. Damit eine Erkrankung rechtzeitig erkannt und behandelt werden kann und damit Betroffene sich ernst genommen fühlen, braucht es eine Sensibilisierung für genau diese „Zwischentöne".

Es sind auch nicht nur Frauen, die an Essstörungen erkranken. Mindestens 10 Prozent der Betroffenen in Deutschland sind Männer, wobei die Dunkelziffer weitaus höher geschätzt wird.

Was uns außerdem wichtig ist

Die Ursachen von Essstörungen sind so unterschiedlich wie der jeweilige Krankheitsverlauf. So können sowohl biologische Faktoren wie Genetik und hormonelle Veränderungen eine Ursache sein als auch persönliche, familiäre oder gesellschaftliche Faktoren wie bestehende Schönheitsideale und der Einfluss der Medien. Auch Traumata spielen häufig eine Rolle.

Eines aber ist für alle kennzeichnend: Das Leben der Betroffenen wird stark von den Themen Essen, Körpergewicht und der eigenen Figur bestimmt. Dies wirkt sich auf den Alltag aus, auf ihre Gefühle, auf Beziehungen zu Familie, Partner und Freunden, auf berufliche oder private Entscheidungen und hat einen großen Einfluss auf die Gesundheit.

Leider denken wir in unserer Gesellschaft häufig in Schubladen. Allein in unserem Sprachgebrauch zeigt sich, wie unser Denken geprägt ist. Eine Aussage wie: „Du bist doch nicht so dünn, du kannst doch gar nicht magersüchtig sein!“, ist eine Folge dieses Schubladendenkens. Nicht selten ist bei uns die Rede davon, sich das Essen erst „verdienen“ zu müssen, nach einem anstrengenden Tag darf man sich dann „belohnen“, oder wir haben „gesündigt“, wenn wir Süßes gegessen haben. All diese Ausdrücke zeigen eine deutliche, oft negative Bewertung von Essen in unserer Gesellschaft.

Adipositas ist übrigens keine Essstörungsdiagnose, sondern lediglich die Beschreibung eines körperlichen Zustandes, nämlich die übermäßige Ansammlung von Fett im Körper. Woher dieses kommt und wie es behandelt werden muss, ist bei jedem höchst individuell. Auch hier sollte man mit Schubladendenken vorsichtig sein, denn Übergewicht ist oft nicht das Hauptproblem, sondern ein Symptom für eine andere Ursache.

Wir wünschen uns, dass Mediziner und Therapeuten bei der Behandlung von Essstörungen noch ganzheitlicher ansetzen und zusammenwirken, damit nicht nur oberflächlich Symptome behandelt, sondern die Wurzeln von Essstörungen erkannt werden. Nur so kann Betroffenen langfristig geholfen werden. Es geht nicht allein darum, symptomfrei zu werden, sondern zu genesen.

In diesem Buch wirst du immer wieder zwei Begriffe lesen, wenn es um den Weg durch oder aus der Essstörung geht: Heilung und Genesung. Für die einen ist Genesung ein Wort, das eher den Prozess des Gesundwerdens beschreibt, während Heilung oder geheilt zu sein für sie etwas Abgeschlossenes darstellt. Wir verwenden die Begriffe synonym.

Wir sind davon überzeugt, dass Heilung von Essstörungen möglich ist und existiert. Gleichzeitig erleben wir aber auch – durch unsere eigene Geschichte und die anderer Betroffener –, dass mancher Weg mehrere Jahrzehnte andauert und es oft ein schrittweiser Prozess ist, während andere nach vermeintlich kurzer Zeit gesund oder geheilt werden. Beides ist wichtig: dass Menschen von ihrer Heilung erzählen und zeigen: Ein Leben ohne Essstörung existiert! Ihre Geschichten sollen als Ermutigung dienen. Genauso wichtig ist es, „von unterwegs" zu berichten, um Tipps und Erfahrungen auf dem Weg in die Freiheit miteinander zu teilen.

Wir wünschen dir von Herzen, dass dir die Texte dieses Buchs zum Segen werden, dir helfen, dich weiterbringen und inspirieren.

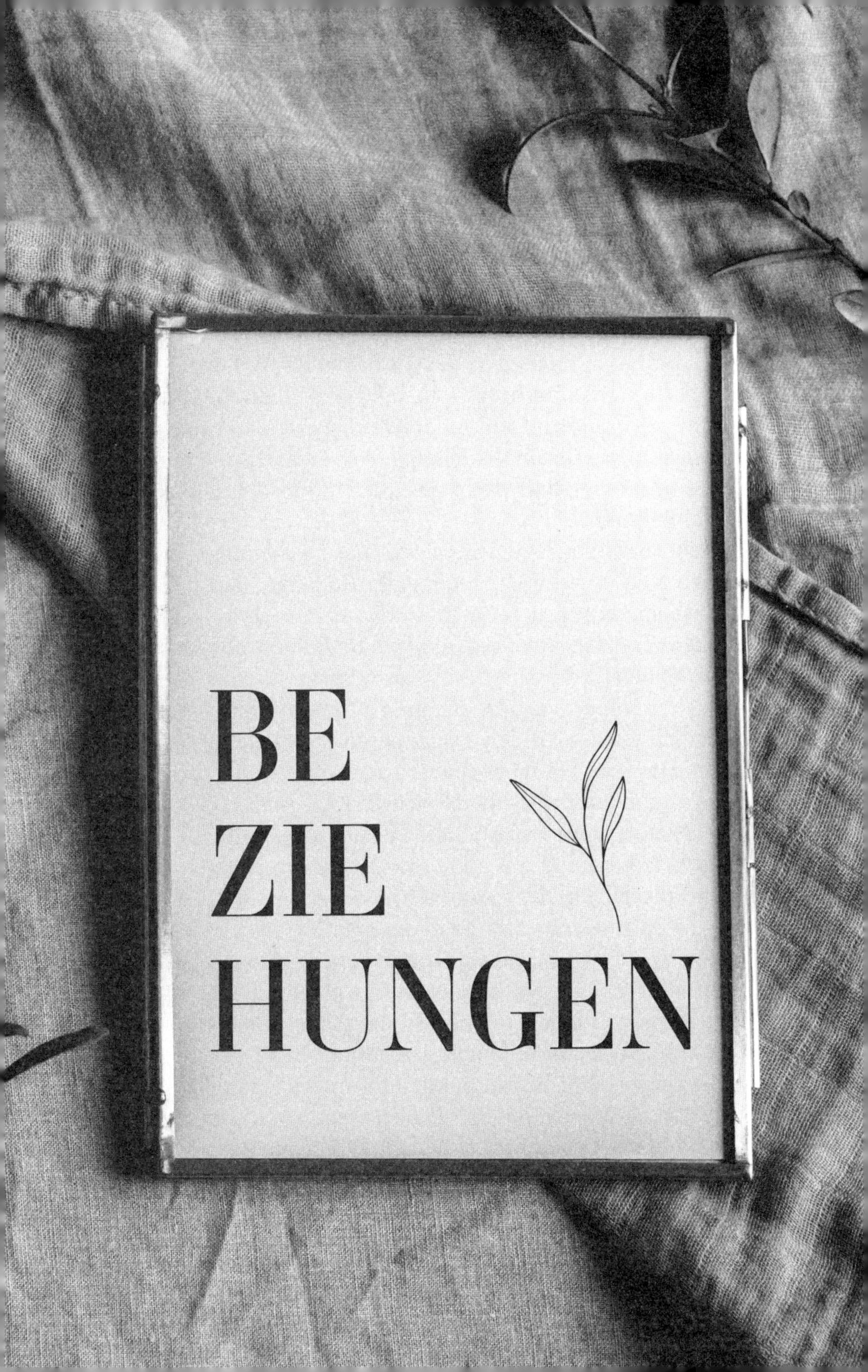
BE
ZIE
HUNGEN

SCHRITTE INS LICHT

Rebekkas Geschichte

Ich kann mich noch sehr gut an das erste Mal erinnern, als ich absichtlich Essen erbrach. Ich saß beim Abendbrot am Esstisch meiner Großeltern, sah vor mir auf den Teller und stellte fest, dass ich mehr als ein Brötchen gegessen hatte. Ich bekam Panik. Das war zu viel, und wenn das alles in mir drinblieb, würde ich nie abnehmen.

Fieberhaft überlegte ich, wie ich das rückgängig machen könnte. Ich weiß nicht mehr, woher der Gedanke kam, aber plötzlich dachte ich: Wenn es reingeht, muss es ja auch irgendwie wieder rauskönnen. Ich stand auf, ging ins Bad und hoffte, dass ich diese eine Mahlzeit, dieses eine Essen oder zumindest dieses zweite Brötchen irgendwie ungeschehen machen könnte. Danach setzte ich mich wieder an den Tisch, beteiligte mich am Gespräch, als sei nichts geschehen, und versuchte, die Schmerzen in meinem Hals und meinem Magen zu ignorieren. Dieses eine Mal hatte ich die vermeintliche Katastrophe verhindern können.

Damals verstand ich nicht im Geringsten, was in diesem Moment mit mir passierte, und ich ahnte auch nicht, welche fatalen Folgen dieses „erste Mal" in meinem Leben haben würde. Ich war dreizehn Jahre alt, und was an diesem Tag begann, war ein verzweifelter Kampf gegen mich selbst, gegen meinen Körper und gegen mein Leben, das von Mobbing, emotionalem Missbrauch und traumatischen Erfahrungen geprägt war.

Was ich erlebte, war zum Kotzen – im wahrsten Sinne des Wortes. Und so wurde das Erbrechen mein Werkzeug, das mir half, Umstände zu überleben, die ich nicht ändern konnte. Es half mir, inneren Druck, das Gefühl von Kontrollverlust, Ohnmacht und Schmerz zu kompensieren.

Das Internet war damals noch „neu" und es gab online nur einen Bruchteil der Informationen, die wir dort heute zu Themen wie Essstörungen finden können. Und doch entdeckte ich Foren, in denen junge Mädchen und Frauen Tipps austauschten: Tipps zum Kaloriensparen oder in welcher Reihenfolge welche Lebensmittel am besten gegessen werden sollten, damit man sie leichter wieder erbrechen kann. Alles Tipps und Tricks für ein Leben in noch größerer Heimlichkeit, Lügen und Dunkelheit. Ich wurde Profi darin, dieses Doppelleben zu führen.

Das ging so weit, dass in meinem Kopf irgendwann nicht mehr viel Platz war für das alltägliche Leben. Meine Gedanken kreisten darum, wo und wie ich die nächste Mahlzeit am besten erbrechen könnte. Wenn ich woanders eingeladen war oder mit Freunden Zeit verbrachte, überlegte ich immer auch, wie die örtliche Situation war, wo es eine Toilette in der Nähe gab und wie unauffällig ich das Essen im Notfall wieder loswerden könnte.

Nach außen führte ich ein normales Teenager-Leben mit Jugendkirche, Schule und Freunden. Keiner wusste, dass ich Treffen absagte oder verschob, wenn ich Zeit brauchte, um nach dem Essen im Bad zu verschwinden und meine Spuren zu verwischen. Während wir ganze Abende lang gemeinsam geistliche Themen diskutierten, uns über unsere Hobbys unterhielten oder gemeinsam beteten, schaffte ich es nicht, mich darauf zu konzentrieren. Stattdessen ging ich in Gedanken immer wieder durch, was ich am Tag schon gegessen hatte, wie viele Kalorien das in etwa waren, wie oft ich gekotzt hatte und ob das für den Tag reichen würde.

Schön war es nicht, frei fühlte ich mich überhaupt nicht, aber ich hatte das Gefühl, nicht mehr rauszukommen. Ich wusste, dass Essen zu erbrechen keine gute Idee war. Ich wusste, dass es mir nicht guttat; denn obwohl ich versuchte, es zu ignorieren und weiter zu funktionieren, merkte ich, dass die Krankheit erste Spuren hinterließ.

Immer wieder nahm ich mir vor, dass das hier das letzte Mal gewesen war. Ab morgen würde ich damit aufhören. Ich musste mich nur mehr anstrengen. Aber der Druck in mir wuchs – genauso wie der Druck von außen: durch Menschen, die meinen Körper kommentierten, abwerteten und mich drängten abzunehmen. Das war zu viel für mich. Und so ging der Kampf weiter.

Leute in meinem engsten Umfeld, in der Schule und auch Fremde auf der Straße zeigten mir in diesen Jahren mit emotionaler und körperlicher Gewalt deutlich, dass Menschen mit Mehrgewicht in ihren Augen keinen Wert haben. Mitfahrer in der Straßenbahn kommentierten meinen Körper, der Typ auf der anderen Straßenseite rief: „Deutsche Panzer rollen wieder", als er mich sah, und jemand in meiner Schule erklärte mir, dass zwei Entwicklungsländer genügend zu essen hätten, wenn ich eine Woche Diät machen würde. In meinem nahen Umfeld erklärten mir Menschen, dass sie dafür beten würden, dass ich niemals so aussehen würde wie das Mädchen im Bus: „Die sah noch viel schlimmer aus als du."

In mir wuchs die Gewissheit, dass ich, so wie ich war, kein Recht hatte zu leben, und schon gar nicht, geliebt zu werden. Denn wenn die Menschen um mich herum – und das waren so viele – so über mich dachten und so mit mir umgingen, dann musste *ich* mich irren. Dann war etwas mit *mir* falsch. Diese Überzeugung brannte sich tief in meine Seele und meine Gedanken ein.

Zweieinhalb Jahre ging das so weiter. Ich kam nicht mehr raus, war gefangen in einem Kreislauf von Hass gegen mich selbst, Ekel, Ohnmacht, Schmerz und Verzweiflung und wusste nicht, wie ich diesen Kampf beenden könnte. Ich wusste nur, dass das nicht mein Leben lang so weitergehen konnte.

Eines Tages saß ich vor dem Computer und sah durch mein Mailpostfach, als eine E-Mail von einem meiner Jugendleiter ankam. Er wusste von der Bulimie (woher auch immer) und schrieb: „Rebekka, alleine kannst du es nicht schaffen. Du bist zwar die, die entscheiden kann. Aber du brauchst Leute, mit denen du immer sprechen kannst. Wenn du anrufen möchtest, ruf an. Wenn wir uns sehen, sprich mich an. Schreibe mir ... Ich will dir ans Herz legen, dass es das Wichtigste für dich ist, dass du darüber sprichst."

Ich saß vor dem Bildschirm, hatte keine Ahnung, wie es dazu gekommen war, dass er von meiner Essstörung erfahren hatte, aber ich wusste: Das hier könnte mein Ausweg sein. Plötzlich war eine Tür aufgegangen. Das war meine Chance!

Heute weiß ich, wie unfassbar besonders diese Geschichte ist. Weil so viele Menschen so lange nach einem Ausweg aus der Essstörung suchen und sich Hilfe wünschen, aber nicht wissen, wie sie einen Anfang machen können. Ich bekam diesen Anfang geschenkt.

Der Jugendleiter und ich fingen an zu reden – und anfangs hasste ich es. Ich weiß nicht, wie oft er das Wort „Bulimie" sagte, aber er tat es, und ich fand es furchtbar. Ich konnte nicht fassen, dass das jemand wirklich laut aussprach. Ich unterhielt mich außerdem mit meiner Mentorin, sie informierte sich über das Thema Essstörungen und wie sie helfen konnte, tauschte sich mit dem Jugendleiter aus und holte andere Leiter aus meiner Jugendkirche mit ins Boot. Plötzlich hatte ich ein Netzwerk.

Es dauerte lange, bis ich Worte dafür fand, was mit mir passierte, bis ich aussprechen konnte, was ich fühlte – weil ich das oft erst einmal selbst herausfinden musste. Wenn man den Kontakt zu sich verliert, Gefühle wegsperrt, weil sie zu schwer zu tragen sind, oder nie gelernt hat, seine Bedürfnisse zu erkennen und zu regulieren, dann ist es nicht so leicht, sie wiederzufinden. Außerdem war es unfassbar schwer, laut auszusprechen, wie mein Leben hinter meiner mühsam aufrechterhaltenen Fassade wirklich aussah.

In seiner ersten E-Mail schrieb der Jugendleiter über eine Stelle in Epheser 5, in der es darum geht, dass dort, wo wir Dinge ans Licht bringen, diese Sachen selbst Licht werden können. Diese Bibelstelle ist seitdem ein Schlüssel in meinem Leben. Ich habe erlebt, wie viel Kraft es hat, wenn wir Dinge nicht mehr mit uns selbst auszumachen versuchen. Wenn wir sie aus der Dunkelheit ins Licht holen, ist das schmerzhaft und auch nicht immer leicht, aber darin steckt so viel Hoffnung und die Chance auf Heilung. Also übte ich zu reden und tat erste Schritte.

Es war Sommer, als ich bei meiner Mentorin in der WG übernachtete. Ich lag schon im Bett, als mir siedend heiß einfiel, dass ich an diesem Tag noch nicht gekotzt hatte. Mein Herz begann zu rasen. Wie hatte mir das passieren können? Und was hieß das für mich? Hatte ich jetzt endgültig die Kontrolle verloren? Andererseits hatte es mir auch nicht gefehlt. Ich hatte es einfach vergessen! War das nicht verrückt? Das war doch genau das, was ich mir so lange schon gewünscht hatte.

Gleichzeitig hatte ich panische Angst vor den Folgen. Was würde passieren, wenn ich nicht mehr erbrechen würde? Würde ich zunehmen? Würden Menschen mir mit noch mehr Hass und Ablehnung begegnen? Konnte ich den Druck aushalten, ohne zu kotzen?

Ich schlug meine Bettdecke zurück, stand auf, ging zum Zimmer meiner Mentorin und klopfte an ihre Tür. Nachdem sie mich hereingebeten hatte, setzte ich mich auf ihr Bett, schwieg ein paar Sekunden und holte dann Luft: „Ich kann nicht ins Bett gehen, ich habe mich heute nicht übergeben!" Das war alles, was ich sagen konnte. Ich wusste, wie verrückt das klang, aber gleichzeitig spiegelte dieser Satz so sehr meinen inneren Kampf wider. Ich wollte gesund werden und fühlte mich gleichzeitig schuldig, als hätte ich versagt.

Meine Mentorin ermutigte mich zu sehen, was für ein großer Fortschritt das war, dass ich an diesem Tag mein Essen nicht erbrochen hatte. So viele Jahre war das nicht möglich gewesen. Und jetzt war da dieser eine Tag. Sie freute sich darüber, und das half mir, eine andere Sichtweise zu bekommen: Ich hatte nicht versagt. Ich hatte etwas geschafft, für das ich schon lange gekämpft hatte!

Das bedeutete nicht, dass der Brechdruck danach verschwand. Aber als ich nach einer Weile schlafen ging, war ich trotzdem ermutigt davon, was an diesem Tag geschehen (oder eben nicht geschehen) war und dass ich es ohne Erbrechen ins Bett geschafft hatte. Am nächsten Morgen wachte ich auf und dachte: Wenn ein Tag „ohne" möglich war, dann könnten es auch zwei am Stück werden – verrückt, ich weiß.

Einige Monate später – ich schaffte es mittlerweile immer häufiger, mich nicht zu übergeben, auch wenn das noch hart war – kam mir plötzlich der Gedanke: Moment mal, ich verstehe, dass ich nicht erbrechen soll. Tut mir nicht gut und ich muss da auf Dauer raus. Aber wenn ich den Druck vermeiden will und verhindern will, dass ich erbreche, dann höre ich doch einfach auf zu essen. Das wäre, wie zwei Fliegen mit einer Klappe zu schlagen: keine Rückfälle mehr und gleichzeitig keine Zunahme.

Und so versuchte ich, die Zeiten zwischen den einzelnen Mahlzeiten so lange wie möglich hinauszuzögern, und war stolz auf die wachsende Stundenzahl bis zur nächsten Mahlzeit. Oh, bin ich dankbar, dass ich schnell merkte, wie schmal der Grat zur Magersucht war! Ich kannte Mädels, die superschnell und tief abgerutscht waren und lange um ihr Leben kämpften. Also verwarf ich diese Idee und kämpfte darum, wieder regelmäßig Mahlzeiten zu mir zu nehmen, ohne sie hinterher gleich von mir zu geben.

Schließlich entschied ich, eine ambulante Therapie zu machen; darauf folgte eine stationäre Therapie und ich schaffte immer längere Phasen, in denen ich symptomfrei war. Wenn der Brechdruck zu hoch war, rief ich jemanden von meinen Freunden an, um diese Situation nicht allein durchstehen zu müssen. Mit der Zeit hatte ich weitere Ressourcen gesammelt, um dem Druck standhalten zu können. Geheilt hätte ich das nicht genannt, weil ich mehrmals im Jahr kurze Phasen hatte, in denen es schwerer wurde und ich ins Straucheln kam, weil mich die Gedanken und Lügen mehr beschäftigten. Aber ich kam klar.

Zwölf Jahre später, Anfang 2019, saß ich zu Hause in meiner Wohnung in meinem Sessel, sah aus dem Fenster in den Abendhimmel und hing meinen Gedanken nach. Plötzlich hatte ich das Gefühl, als würde Jesus zu mir sagen: „Ich mach mal das Licht an, Rebekka, und du sagst mir, was du siehst." Dann machte er tatsächlich in meinem Kopf das Licht an und mir wurde mit einem Mal bewusst, dass ich seit ein paar Wochen Rückfälle hatte. Keine Ahnung, wie ich mir *das* hatte schönreden können. Aber ich hatte es tatsächlich nicht gemerkt.

Im ersten Augenblick dachte ich: „Kein Problem. Solange es keiner weiß, existiert es nicht!" (Netter Versuch, ich weiß.) Dann kam ein neuer Gedanke: „Moment mal! Das hattest du doch alles schon durch – das Erbrechen, das Verheimlichen, immer weiter abzurutschen – und das ging gar nicht gut!" Ich wusste: Wenn ich nicht noch einmal so tief reinstürzen wollte, musste ich das ans Licht bringen, und zwar schnell.

Ich brauchte ein paar Tage und versuchte, in meinem Kopf diesen Satz zu formulieren, um ihn überhaupt laut aussprechen zu können. Ich dachte: Wenn ich meiner Freundin nach zwölf Jahren sage, dass ich wieder angefangen habe, Essen zu erbrechen, wird sie denken, sie sei im falschen Film gelandet. Das hat doch keine von uns mehr kommen sehen – ich offenbar ja sowieso nicht.

Und so überwand ich mich. Ließ Menschen rein und erzählte, was los war. Alter Schwede, das war hart! Ich hatte Angst, nach so einer langen Zeit eine unglaubliche Enttäuschung für sie zu sein, und das Gefühl, auf ganzer Linie versagt zu haben. Aber keiner von ihnen verurteilte mich. Sie waren da, hörten mir zu, fühlten mit, litten mit und beteten für mich.

Ich wünschte, ich könnte an dieser Stelle erzählen, wie ich heil geworden bin. Wie die Geschichte zu Ende ging und dass all das heute Vergangenheit ist. Aber so ist es nicht. Ich hätte damals nicht gedacht, dass es so viele Jahre später immer noch ein Thema in meinem Leben sein würde. Es ist anders. Ganz anders als in meiner Jugend. Und trotzdem kämpfe ich noch immer.

Heute frage ich mich, wie mein Körper das damals so lange geschafft hat. Und bin dankbar, dass ich nicht noch mehr Langzeitfolgen habe, mit denen ich kämpfe. Und dennoch ist an dieser Krankheit nichts schönzureden. Das, was da passiert in meinen Gedanken oder wenn ich dem Druck nicht standhalten kann – daran ist nichts Schönes. Das ist hässlich. Richtig hässlich. Und die seelischen Folgen, vor allem aber die körperlichen, die das auch Tage später noch hat, sind ebenfalls schwer auszuhalten.

Aber ich habe in diesem ganzen inneren Heilungsprozess in den letzten Monaten und Jahren viel gelernt: über die Wurzeln des Ganzen, über Traumata, deren Folgen und über den Zusammenhang von einer PTBS (posttraumatischen Belastungsstörung) und Essstörungen. Darüber, wie das Erbrechen mein Überlebenswerkzeug wurde und dass ich ihm – so merkwürdig es vielleicht klingen mag – dankbar sein kann, weil es über einen gewissen Zeitraum in meinem Leben einen wertvollen Dienst getan hat. Es hat mich Umstände überleben lassen.

Im Gegensatz zu vielen anderen Betroffenen, die Essen erbrechen, habe ich dabei keine Essanfälle. Ich kann mir nur ansatzweise vorstellen, was für ein heftiger und aufreibender Kreislauf das zwischen dem schnellen und vielen Überessen und dem darauffolgenden Erbrechen ist. Statt einzelne Essanfälle zu haben, die dann im Erbrechen enden, fühlt sich jede Mahlzeit „gefährlich" für mich an – zumindest phasenweise.

Wenn der Druck sich bei jedem Trigger meldet, dann kann sich die Situation von jetzt auf gleich ändern und dann ist es auch egal, wie viel oder wie wenig ich gegessen habe. Das Erbrechen bzw. der Brechdruck sind nicht an eine Kalorienzahl oder die Menge des Essens gebunden, sondern vielmehr mit Konflikten, Stress, starken Emotionen und einem dysregulierten Nervensystem verknüpft.

Dabei zeigt sich, was häufig hinter einer Essstörung (oder auch anderen Süchten) steckt. Das Erbrechen ist nur ein Symptom, das auf ein Problem dahinter hinweist. Und das zu erkennen, Wurzeln zu verstehen und neue Wege zu lernen, um Emotionen und Stress zu regulieren oder mit Druck umzugehen, braucht Zeit. Viel Zeit. Und obwohl ich manchmal denke, dass ich nach all den Jahren Profi in diesem Themenfeld sein müsste, gibt es immer noch Momente, in denen ich glaube, rein gar nichts verstanden zu haben. Dann kann ich all das nicht selbstwirksam miteinander verknüpfen und habe das Gefühl, ein Brett vor dem Kopf zu haben, das mich blind macht.

Manchmal muss ich lachen, wie absurd schwer es noch immer ist, mit den Menschen in meinem engsten Umfeld zu sprechen. Aber gerade das zeigt mir immer wieder neu, wie mächtig Scham ist. Wie perfide ihr Spiel ist, wie schnell sie sich einschleicht und dann versucht, Wurzeln zu schlagen.

Das, was mich nach einem Rückfall* isolieren will, ist nicht der Rückfall selbst. Wenn er passiert, ist das blöd, aber er ist nicht

* Von Rückfällen spricht man im Zusammenhang mit Essstörungen, wenn ein Betroffener wieder in Essstörungsmuster gefallen ist und zum Beispiel einen Essanfall hatte oder Essen absichtlich erbrochen hat. Manche Therapeuten nutzen lieber den Begriff „Vorfall", um keine negative Bewertung vorzunehmen. In diesem Buch verwenden wir die Begriffe Vorfall und Rückfall synonym.

das, was mich kleinmacht. Was mich isolieren will, sind die Gedanken und Lügen, die damit einhergehen. Die mir weismachen wollen, dass ich längst geheilt wäre, wenn ich wirklich wollte. Denn Gott ist doch ein Gott der Heilung, oder? Und wenn meine Freunde für mich beten und das auch immer wieder tun, sich aber nichts verändert, dann muss es an mir liegen, oder? Dann habe ich vielleicht noch nicht verstanden, worum es wirklich geht. Oder ich habe mich nicht genügend angestrengt. Vielleicht muss ich es auch nur mehr wollen?!

Ich kann diese Gedankenkreisläufe ewig weiterspinnen. Ich bin Profi darin, mich mit Argumenten innerlich selbst kaputtzudiskutieren. Nur bringt mich das nicht weiter, sondern macht mich am Ende vor allem kleiner, und ich verliere Kraft, weil ich an der falschen Stelle kämpfe: nämlich gegen mich selbst.

Ich habe verstanden, dass ich verloren habe, sobald ich diesen Gedanken Raum gebe. Also mache ich das, was ich seit so vielen Jahren übe: Ich bringe Sachen ans Licht. Ich schreibe jemandem in meinem Umfeld eine Nachricht. Ich spreche Dinge aus, und das möglichst schnell, damit sie nicht noch mehr Raum gewinnen. Spaß geht anders, wirklich, aber es ist so wichtig. Nicht nur, weil es dann Macht verliert. Sondern weil ich dadurch so vieles schon gelernt habe, was ich alleine nicht erkannt hätte.

Es ist doch so: Essstörungen betreffen nicht Menschen, die weniger intelligent und nur nicht in der Lage sind zu verstehen, dass Hungern, Kotzen oder Essen nicht helfen. Wir sind nicht einfach nur zu dumm, richtig zu essen, oder müssten uns mal mehr anstrengen. Diese Krankheit geht so viel tiefer und betrifft das Leben auf so vielen Ebenen – und am Ende geht es auch gar nicht ums Essen oder um den Körper. Das ist nur das oberflächliche Spielfeld, auf dem die Schlacht um unseren Wert und unser Herz ausgetragen wird. Vielleicht ist die Essstörung aber auch der Alarm, der losgeht, um zu zeigen, dass es an der Zeit ist, hinzuschauen und sich um das zu kümmern, was dahintersteckt.

In den Gesprächen mit meinen Freunden wird mein falsches Denken geradegerückt. Ihr Mitfühlen oder Mitleiden, ihre Wut und ihr Verständnis helfen mir, das Gleiche für mich selbst oder an der richtigen Stelle gegenüber jemanden oder etwas zu fühlen. Es ist wie ein inneres „Es ist okay", eine Erlaubnis, Mitgefühl und Gnade auch für mich zu empfinden. Ihre Liebe, Gnade und Geduld für mich spiegeln die Gnade wider, mit der Gott mir begegnet.

Würden sie Dinge nicht spiegeln oder aussprechen, hätte ich an manchen Stellen wahrscheinlich heute noch nicht verstanden, dass ich mich selbst anklage oder verdamme. Statt eines „Wie konnte das schon wieder passieren?" oder eines „Ich dachte, du wärst inzwischen weiter" (das sind tatsächlich die Sätze, die nur in meinem Kopf ablaufen) sagen sie „Es tut mir leid" oder „Was brauchst du?" oder „Ich bete für dich". Und das ist so viel heilsamer als die Sätze, die in meinem Inneren oft so schnell noch automatisch abgefeuert werden.

Im Sommer 2021 begann ein Jahr, in dem ich meine Hoffnung an so vielen Stellen verlor. Ich dachte, dass ich niemals rauskommen würde und dass Heilung für mich vielleicht einfach nicht vorgesehen ist. Und dennoch sehe ich all die Siege, die ich feiern darf, all die Schritte, die ich gegangen bin. Ich sehe all die kleinen Veränderungen, die sich immer wieder im Alltag zeigen.

Mittlerweile zähle ich nicht mehr die Wochen und Monate zwischen Rückfällen, sondern sehe das, was sich in meinem Denken, in meinen Gefühlen oder in meinem Handeln verändert. Manchmal traue ich dem Ganzen noch nicht, bin vorsichtig, weil ich weiß, wie fragil das alles ist und wie heftig umkämpft dieser Bereich ist. Aber am Ende sehe ich, dass Gott immer wieder Durchbrüche schenkt und mir begegnet.

Warum ich so häufig betone, dass es so wichtig ist, über unsere Kämpfe zu reden? Weil wir mit alldem nicht allein sind! Jeder von uns kämpft doch, egal in welchem Bereich. Und Herausforderungen kennen wir alle. Wie oft saßen wir schon mit Menschen zusammen, und kaum hatte sich die erste Person geöffnet, bekannten andere: „Das habe ich auch erlebt." Kämpfe zu teilen, bringt eine echte Entlastung.

Über unser Innerstes, unsere Verletzungen und Kämpfe zu sprechen, ist nicht leicht. Ich weiß nicht, ob ich es jemals einfach finden werde, weil es auch immer ein Risiko ist, mich verletzlich zu machen, und sich manchmal gefährlich anfühlt. Aber ich glaube, dass es so wertvoll ist und viel Kraft hat. Wenn wir Dinge ans Licht bringen, wird Raum für Heilung geschaffen. Für Wiederherstellung und Freiheit. Dafür braucht es nicht viele Menschen. Such dir eine oder zwei Personen, denen du vertraust. Es geht nicht darum, die Dinge rauszuposaunen. Es geht darum, dass wir Orte finden oder schaffen, an denen wir sicher sind.

Dort, wo ich sicher bin, kann ich vertrauen, dass es das Risiko wert ist, mich verletzlich zu machen. Damit wir gemeinsam Schritte gehen können. Ich bin davon überzeugt, dass wir dazu geschaffen sind, Wege gemeinsam zu gehen. Wir sind keine Einzelkämpfer. Unsere Biografie hat uns vielleicht manchmal auf schmerzhafte Weise zu Einzelkämpfern gemacht und uns überzeugt, dass wir es allein schaffen müssen oder sogar nur alleine können. Aber auch das ist eine Lüge.

Ohne die Menschen in meinem Umfeld, mit denen ich ehrlich teilen kann, wie es aussieht, hätte ich verloren. Und ich weiß nicht, wie tief ich wieder in dieses Muster, in das Doppelleben der Bulimie gerutscht wäre. Das ist mal ein Fakt. Sie halten meine Arme im Gebet hoch, wenn ich keine Kraft mehr habe, und sie haben Glauben und Hoffnung für mich, wenn ich das Ende der Wüste nicht sehe. Sie leiden und fühlen mit, sie feiern meine Siege mit mir und kämpfen an meiner Seite.

Das ist so ein unfassbarer Segen und den wünsche ich dir auch – von Herzen! Weil du es verdient hast, dass du in deinen Kämpfen und deinem Schmerz gesehen wirst. Weil du es verdient hast, Schritte zu gehen und dich in Richtung Freiheit aufzumachen. Weil das Ausmaß und die Weise, wie die Essstörung deine Lebensqualität einschränkt, nicht der Status quo ist, in dem du für immer bleiben musst. Und weil es nie zu spät ist. Du hast nicht zu oft versagt, bist nicht zu häufig gefallen, hast nicht schon zu viel verloren. Es ist nie zu spät anzufangen.

Ich kann dir nicht sagen, wie du ans Ende dieser Krankheit kommst – das finde ich selbst noch heraus. Ich kann dir nicht erzählen, wie es auf der anderen Seite ist; das können Gott sei Dank andere Menschen, und darüber freue ich mich unfassbar, weil es meine Hoffnung neu befeuert. Aber ich kann dir sagen, wie du anfangen kannst. Und dass sich jeder einzelne Schritt unterwegs lohnt, so hart und schmerzhaft er auch sein mag. Weil alles, was du an Lebensqualität gewinnst, so viel mehr und besser ist als das, was dir die Essstörung jemals auch nur vormachen konnte zu erfüllen.

LASS LICHT REIN

Wenn du Geschichten von Menschen hörst, die dir erzählen, womit sie in ihrem Leben zu kämpfen haben, dann sprechen sie von ganz unterschiedlichen Dingen. Da ist der Neid auf den besten Freund, weil er nach dem gemeinsamen Studium so viel erfolgreicher in seinem Job ist. Da sind die Momente mit den Kindern, wenn die eigene Zündschnur kürzer ist, als dir lieb wäre. Vielleicht hält deine Vergangenheit dir deine Fehler vor, und du hast Angst, dass die Menschen um dich herum einen davon sehen könnten und die Meinung, die sie von dir haben, ändern.

Ich weiß nicht, was genau die Kämpfe deines Lebens sind, aber oft ist es ja so: Die Dinge, die uns festhalten – in welcher Form auch immer –, sind oft auch die, über die wir nur sehr ungern reden. Angst und Scham haben uns zum Schweigen gebracht. Sie haben uns Dinge zugeflüstert, die wir begonnen haben zu glauben. Und irgendwann stellen wir fest, dass wir ein Doppelleben führen. Es kostet uns viel Kraft, dafür zu sorgen, dass bloß keiner hinter die hart errichtete Mauer schaut. Irgendwann merken wir, wie uns das, was wir im Verborgenen lassen wollen, mehr und mehr einengt und uns Lebensqualität nimmt.

Essstörungen, welcher Form auch immer, finden häufig im Verborgenen statt. Die Stimme der Scham flüstert ihre immer gleichen Sätze wie: „Du hast zu viel gegessen und schon wieder versagt“, „Du schaffst es einfach nicht, du bist faul und disziplinlos“, „Du musst abnehmen, weil die Menschen um dich sich für dich schämen!“. Oder sie hält dir vor, dass du schon wieder gefallen bist, nicht stark genug bist, um es alleine zu schaffen. Sie bläut dir ein, dass niemand je erfahren darf, was du da hinter der geschlossenen Tür machst, denn dann würden sich die Menschen von dir abwenden und dich verurteilen.

Ihre Sätze können vielfältig sein, aber ihre Strategie ist immer dieselbe: Scham versucht, uns kleinzuhalten, und engt uns ein. Und dann ist da, trotz aller Angst vor dem, was Menschen sagen könnten, trotz aller Scham, was passiert, wenn sie von unseren Herausforderungen wissen, die Sehnsucht, aus alldem endlich auszubrechen. Der Wunsch danach, sich zeigen zu können und die Mauern fallen zu lassen, die so unfassbar anstrengend sind, macht sich trotzdem bemerkbar – vielleicht noch ganz leise, vielleicht aber auch schon lauter.

In meiner Geschichte hast du schon lesen können, was für einen großen Unterschied es für mich gemacht hat, als ich angefangen habe, über meine Kämpfe zu sprechen. Und weil ich fest davon überzeugt bin, dass es wichtig ist, dass wir Dinge ans Licht bringen, will ich dir Mut machen, dich auf diesen Weg zu machen. Denn:

Wenn du Dinge ans Licht bringst, verlieren sie Macht

Nachts sehen Dinge anders aus als bei Tageslicht. Der Schatten an der Wand wirkt plötzlich bedrohlich, Geräusche klingen fremd, und was sich vor der Haustür bewegt, lässt dich schneller aufschließen, damit du endlich ins Haus kommst. Am nächsten Morgen siehst du, dass die Laterne durchs Fenster dein Bild an der Wand verzerrt dargestellt hat und der Schatten vor der Tür die Abdeckung eines Fahrrads war, die sich im Wind bewegt hat. Was in der Dunkelheit noch schwer und bedrohlich wirkte, wird plötzlich kleiner und ins rechte Licht gerückt – im wahrsten Sinne des Wortes.

Ich glaube, dass es so auch mit den verborgenen Dingen unseres Lebens ist, die wir ins Licht bringen. Wenn wir anderen Menschen erzählen, womit wir kämpfen, dann bringen wir Licht ins

Dunkel. Wir erzählen, was uns beschäftigt, was uns Angst macht oder kleinhält, und geben uns selbst dabei die Chance, das gemeinsam mit jemandem anzuschauen. Wenn wir anfangen, über unsere Kämpfe zu reden, verlieren Angst, Lügen und Scham an Macht und Raum.

Denn was auch immer sie dir erzählen wollen: Sie lügen. Du bist nicht alleine! Und egal, wie deine Kämpfe aussehen oder wie lang sie schon andauern, was auch immer dir in deiner Geschichte passiert ist: Deine Geschichte macht dich nicht aus. Deine Kämpfe sind nicht deine Identität. Trauma, Schuld, Krankheit oder Sucht sind nicht das, *wer* du bist, und haben keinen Einfluss auf deinen Wert!

In der Bibel spricht Paulus im Brief an die Epheser von dem Leben, das wir führen sollen. Er fordert die Menschen auf, sich nicht am finsteren Treiben zu beteiligen, sondern es im Gegenteil sogar aufzudecken. Was heimlich passiert, soll ans Licht kommen, denn was ans Licht kommt, wird selbst Licht (s. Epheser 5,14).

Wenn du Dinge ans Licht bringst,
werden sie zurechtgerückt

Ich habe viele Jahre nicht über Dinge gesprochen, die mir passiert sind. Das hatte anfangs damit zu tun, dass ich das Gefühl hatte, nicht zeigen zu dürfen, wie viel sie mir ausmachen oder wie verletzt ich war. Ich dachte, dass ich mich damit vor anderen zu verletzlich mache und ihnen auf diese Weise Macht über mich gebe. Wenn sie erst einmal wüssten, wie viel mir das ausmacht, könnten sie in dieselbe Wunde stechen und mich schwächen. Das hätte alles nur schlimmer gemacht.

Aber ich erzählte anderen vom Mobbing, von der Essstörung oder den traumatischen Erfahrungen auch deshalb nichts, weil ich Angst hatte, dass mein Gegenüber genauso denkt wie „die anderen" und vielleicht findet, dass sie recht haben. Ich hatte Angst vor einer Reaktion, die mir zeigt, dass andere zu Recht so mit mir umgegangen sind, dass Dinge, die mir passiert sind, in Ordnung waren – weil ich es nicht anders verdient habe oder so.

Später, als ich mich Menschen geöffnet und mir eine Therapeutin gesucht hatte, erzählte ich ihr, was mir passiert war, was Menschen gesagt oder mit mir gemacht haben. Während sie mir gegenübersaß, füllten sich plötzlich ihre Augen mit Tränen, und sie flüsterte: „Es tut mir so leid!“ Im ersten Moment war ich völlig perplex über ihre Reaktion und wusste nicht, wie ich sie einordnen sollte. Aber dann war es, als würde ein Teil von mir, der sehr lange die Luft angehalten hatte, endlich ausatmen. Ich dachte: *Ich hatte recht! Das, was ich als Kind und Jugendliche gefühlt habe, stimmt! Ich war nicht falsch, ich habe nicht falsch gefühlt – ich hatte recht: Was mir angetan wurde, ist nicht okay!!!*

Das war ein erster heilsamer Moment von ganz vielen weiteren, die noch folgten. Denn immer wieder sind es die Reaktionen der Menschen in meinem engsten Umfeld, die mir helfen, dass meine Gedanken neu einsortiert werden. Sie werden ins rechte Licht gerückt. Wenn ein Freund sich z. B. aufregt: „Was war das denn bitte für ein Mist!? Das geht gar nicht!“, dann merke ich in meinem Inneren: *Ja, stimmt, das war wirklich beschissen!* Wenn meine Freundin sagt: „Ich könnte weinen bei dem, was du erzählst, ich bin fassungslos!“, oder wenn sie sich wie eine Löwin empört, weil sie die Ungerechtigkeit nicht leiden kann, die mir widerfahren ist, dann merke ich, wie etwas in mir ein kleines Stück zurechtgerückt wird.

Wie meine Freunde Situationen beurteilen, die ich erlebt habe, und was sie bei ihnen auslösen, darin steckt so viel Gnade und Liebe für mich. Manchmal denke ich: „Mach dir mal eine Notiz, Rebekka, denn du könntest dir beim nächsten Mal auch mit mehr Gnade und Liebe begegnen. Das wäre durchaus angebracht!“

Hätte ich all meine Gedanken und Gefühle, Erinnerungen und Erlebnisse im Laufe der Zeit nicht geteilt und stattdessen weiter in mir vergraben, dann würde ich immer noch inmitten der Lügen und festgelegten Glaubenssätze stecken. So aber lerne ich immer wieder neu hinzusehen und kann mich und mein Inneres korrigieren.

Wenn du Dinge ans Licht bringst, bist du verbunden

Wenn wir unser Herz teilen, strecken wir uns dabei gleichzeitig nach einem anderen Menschen aus. Wir verbinden uns und das birgt so viele Möglichkeiten! Denn wenn wir Menschen in unser Herz gucken lassen und ihnen erzählen, wie es uns geht oder was in uns vorgeht, dann geben wir ihnen die Chance, uns wirklich zu begegnen, uns besser zu verstehen und uns auch besser zu helfen. Wenn unsere Freunde wissen, wie es wirklich um unser Herz steht, können sie ganz anders nachfragen, können anders für uns beten und uns gezielter ermutigen.

Gleichzeitig geben wir anderen damit aber auch die Gelegenheit, sich ebenfalls verletzlich zu machen und ehrlich zu werden. Oft entstehen gerade dadurch, dass wir uns öffnen, ganz ungeahnte Gesprächsräume. Und plötzlich hören wir die Geschichte von jemand anderem und erleben, wie eine neue Verbundenheit entsteht. Wie wir uns gegenseitig ermutigen können. Und vor allem, dass wir nicht alleine sind!

Wir sind keine Einzelkämpfer. Gott hat uns nicht dazu geschaffen, dass wir alleine durchs Leben gehen. Er sagt: „Es ist nicht gut, dass der Mensch allein sei“ (1. Mose 2,18; SLT). Ich glaube, damit meint er nicht in erster Linie Partnerschaft oder Ehe. Vielmehr zielt diese Aussage darauf, dass wir besser in Gemeinschaft durchs Leben gehen. Wie viel Gemeinschaft wir brauchen und wie klein oder groß die Zahl der Menschen in unserem innersten Kreis ist, das entscheiden wir selbst.

An einer anderen Stelle der Bibel heißt es, dass ein Einzelner leicht zu überwältigen ist, zwei aber standhalten und eine dreifache Schnur nicht reißt (s. Prediger 4,12). Dieser Vers wird gern bei Hochzeiten zitiert, mit Jesus als Drittem im Bunde. Aber ich glaube auch hier, dass die Aussage nicht ausschließlich auf romantische Beziehungen abzielt, sondern ganz allgemein darauf, dass wir alleine schneller stolpern als mit jemandem neben uns.

Deine Mitkämpfer neben dir können dir aufhelfen, wenn du gefallen bist. Sie können dich ermutigen und an Wahrheiten erinnern, wenn du vor lauter Verwirrung und Nebel den Weg nicht mehr siehst. Sie können für dich beten und für dich einstehen und Hoffnung hochhalten, dich an deine Siege erinnern und dir helfen dranzubleiben, weiterzugehen, nicht aufzuhören zu kämpfen.

Das alles habe ich selbst erlebt und weiß deshalb, wie wertvoll es ist, Dinge ans Licht zu bringen. Gleichzeitig muss ich sagen, dass ich es auch heute noch schwer finde, mit anderen zu teilen, was in meinem Leben los ist. Weil es mir manchmal noch immer Angst macht, gesehen zu werden – WIRKLICH gesehen zu werden. Weil ich Angst habe, dass das, was ich erlebt habe und was mich geprägt hat, dazu führt, dass sie mich anders sehen oder schlechter von mir denken.

Gott sei Dank kenne ich meine Freunde aber gut genug und habe genügend Erfahrungen gemacht, die mich darin bestärken, weiter in Verbindung zu treten und zu bleiben. Ich weiß durch meine Geschichte, wohin es führt, wenn ich Lügen und schlechten Gedanken oder Angst mehr Raum gebe und mich isoliere. Also entscheide ich mich bewusst, immer wieder neu mit Menschen zu reden, mit ihnen zu teilen, was ich denke und fühle, um den Lügen keine Angriffsfläche zu geben. Ich muss diesen Kampf nicht alleine kämpfen.

Wenn meine Angst davor, was sie denken könnten oder dass ich mich ihnen zu sehr zugemutet habe, zu groß wird, frage ich nach. Ich habe gelernt, in diesen Situationen das Gedankenkarussell direkt anzuhalten, statt mir stundenlang den Kopf zu zerbrechen. Und dann kann es sein, dass einer von meinen Freunden eine Nachricht mit der Frage bekommt: „War das okay, dass ich das geteilt habe?" Und wenn mein Kopf weiter Karussell fahren will, mich die Lügen weiter von Menschen und Verbindung wegtreiben wollen, um mich zu isolieren, dann stelle ich diesen Gedanken die Antwort meiner Freunde gegenüber und erinnere mich daran, dass sie gesagt haben: „Absolut! Es ändert gar nichts!"

Tipps, um anzufangen

Vielleicht machen dir meine Erfahrungen Mut, es zu wagen, dein Innerstes, dein Leben, deine Kämpfe, deine Ängste mit anderen zu teilen. Dann möchte ich dir hier gern ein paar Tipps mitgeben:

Überleg dir, wer für ein Gespräch infrage käme. Mit wem würdest du deine Geschichte am ehesten teilen? Es geht nicht in der Hauptsache darum zu reden, sondern es ist wichtig, dass du einen sicheren Raum bekommst, um dein Herz öffnen zu können. Such dir deshalb Menschen, denen du vertraust und bei denen du dich geschützt fühlst.

Vielleicht reicht dir für den Anfang ein guter Freund oder eine gute Freundin. Stell dir die Frage, ob sie dein Thema wirklich mittragen können. Es könnte hilfreich sein, einen leichten Einstieg zu schaffen, damit sie nicht aus dem Nichts alles auf dem Tablett serviert bekommen.

Wenn du das Gefühl hast, dass sie mit deinem Thema oder deiner Geschichte überfordert sein könnten, such dir jemanden, der im seelsorgerlichen oder therapeutischen Bereich arbeitet und der dich und deine Geschichte besser auffangen und dir damit auch eine größere Unterstützung sein kann. Das kann dein Pastor bzw. deine Pastorin sein, ein Seelsorger oder auch eine Therapeutin. Den Rahmen wählst du!

Am Ende ist es meist dennoch eine Überwindung, und der erste Schritt ist immer der schwerste – aber er sollte trotz aller Angst vor einem „Was, wenn …" mit einem guten Gefühl im Bauch passieren.

Von Herzen wünsche ich dir, dass du Mut bekommst, dich zu zeigen – zum ersten Mal, aber auch immer wieder. Das erfordert oft so viel mehr Entschlossenheit und Kraft, als wir denken. Aber ich will, dass du weißt, dass du nicht alleine bist. Egal wie deine Kämpfe aussehen und wie ausweglos deine Situation oder wie weit entfernt Hoffnung und Heilung für dich zu sein scheinen: Du bist nicht alleine!

Und auch Gott lässt dich nicht alleine. Du bist nicht zu weit gegangen, du bist nicht zu oft gefallen, du hast nicht zu oft versagt, als dass Gott dir den Rücken zugekehrt hätte. Er hat immer noch so viel bessere und schönere Gedanken über dich und von dir, als du dir je vorstellen könntest.

Deshalb: Mach das Licht an, fang an, darüber zu reden, hol Dinge aus der Tabuzone und lass das Licht von Jesus deine Situation verändern. So können aus deinen Wunden echte Wunder werden.

Rebekka

PS: Mir ist vollkommen bewusst, dass es Menschen gibt, die schwer enttäuscht wurden, als sie mutig ihr Herz geteilt und um Hilfe gebeten haben. Wir Menschen machen Fehler, und nicht jeder erlebt Erleichterung, Entlastung oder Hilfe, nachdem er oder sie sich mitgeteilt hat. Und deshalb möchte ich dir an dieser Stelle zuerst einmal sagen, dass es mir von Herzen leidtut, wenn du nicht die Hilfe bekommen hast, nach der du gefragt hast oder die du gebraucht hättest!

Trotzdem will ich dich ermutigen: Gib nicht auf. Gerade nach Enttäuschungen und Verletzungen ist es meines Erachtens umso wichtiger, sich Hilfe zu suchen, am besten in einem anderen Rahmen – zum Beispiel bei einem Therapeuten oder jemand außerhalb deines Umfeldes. Ich wünsche dir von Herzen, dass du nach der Erfahrung, die du machen musstest, die Hilfe bekommst, die du brauchst, und erlebst, wie heilsam und unterstützend es ist, wenn Menschen deine Herausforderungen mittragen.

BEZIEHUNGSKILLER ESSSTÖRUNG UND DER GOTT DER ZWEITEN CHANCEN

Stephanies Geschichte

„Wann geht die Party heute Abend noch mal los?“

„Ich komme nicht mit!“

„Wie – du kommst nicht mit?“ Mein Mann schaut mich mit großen Augen an.

„Ich kann das einfach nicht“, bringe ich leise hervor.

„Aber du brauchst dort ja nichts zu essen. Komm einfach mit, damit du hier nicht ständig alleine rumhängst“, versucht mein Mann mich davon zu überzeugen, eine andere Entscheidung für den Abend zu fällen.

Aber alleine die Vorstellung, den Abend auf einer Party zu verbringen, bei der es massenhaft Essen gibt, ruft Panik in mir hervor. Wenn ich dort nichts esse, werde ich garantiert von den anderen gefragt, warum, und ich will mich nicht rechtfertigen müssen. Wenn ich allerdings etwas esse, werde ich das anschließende Völlegefühl nicht aushalten können und erbrechen wollen. Aber wie soll ich auf einer Party erbrechen? Das kann ich schließlich nicht bringen. Und wenn ich mein Essen erst später zu Hause wieder von mir gebe, bekommt mein Mann garantiert etwas mit. Das geht gar nicht. Außerdem halte ich das schreckliche Gefühl in meinem Magen bis dahin garantiert nicht aus.

„Ich wünsche mir einfach nur, mal wieder einen schönen Abend mit meiner Frau zu verbringen. Aber ohne dich will ich auch nicht auf die Party." Mein Mann nimmt meine Hand in seine und schaut mich fast schon flehend an. „Kannst du es dir nicht noch mal überlegen?"

Schuldgefühle machen sich in mir breit. Jetzt bin ich auch noch verantwortlich dafür, dass mein Mann die Party absagt und einen weiteren langweiligen Fernsehabend daheim verbringt, anstatt sich zu amüsieren.

Ich erinnere mich an einen Abend ein paar Tage zuvor. Mein Mann kann mich überzeugen, an einem Gesprächskreis unserer Gemeinde teilzunehmen, obwohl mir überhaupt nicht nach Gemeinschaft ist. Ich will nicht gefragt werden, wie es mir geht, und schon gar keine Antworten geben müssen. Außerdem habe ich Panik, dass wieder Snacks angeboten werden.

Ich liebe Süßigkeiten und gleichzeitig hasse ich sie. Wenn ich sie vor mir stehen sehe, halte ich es einfach nicht aus, nichts davon zu essen. Und wenn ich sie esse, überkommt mich ein so abgrundtief schlechtes Gewissen, dass ich im Anschluss sofort kotzen möchte.

Als wir am Abend das Wohnzimmer betreten, fällt mein erster Blick auf die Leckereien. Sofort bin ich angespannt. Die ganze Zeit muss ich die Süßigkeiten anstarren und kann mich kaum auf die anderen Hauskreisteilnehmer einlassen. Fragen beantworte ich einsilbig. Während ich mich für mein distanziertes Auftreten schäme und mein Mann parallel versucht, mein Schweigen auszugleichen und den Gesprächsfaden am Laufen zu halten, werde ich von einer Panikattacke überrollt.

Du darfst diese Süßigkeiten nicht essen!, dröhnt es in meinem Kopf. Ich verbiete mir, die Schokolade und die Gummibärchen auch nur anzurühren. Gleichzeitig ist das Verlangen, danach zu greifen, so groß, dass ich beginne zu hyperventilieren. Was für ein Albtraum. Die Gastgeberin muss eine Tüte holen, in die ich hineinatme, bis sich meine Atmung wieder beruhigt hat. Peinlich berührt und mit gesenktem Blick stehe ich auf und lasse mich von meinem Mann nach Hause fahren.

„Was war denn los?" Während auf der Rückfahrt Schweigen zwischen uns herrscht, schaut mich mein Mann später auf dem

Sofa völlig frustriert an. „Ich weiß überhaupt nicht mehr, wer du bist! Wen habe ich da eigentlich geheiratet?"

„Lass mich in Ruhe. Du verstehst mich ja eh nicht." Ich seufze genervt, wende mich ab und will aufstehen, doch mein Mann zieht mich energisch zurück aufs Sofa.

„Dann erklär es mir endlich! Warum stressen dich die paar Süßigkeiten so sehr, dass du Panik bekommst? Das ist doch total albern!" Die letzten Worte spuckt er förmlich aus.

„Weil ich dann kotzen will und weil ich schon die ganze Zeit kotze!", schreie ich ihn auf einmal an.

Jetzt ist die Wahrheit raus. Diese Wahrheit, die ich schon so lange versuche, vor meinem Mann zu verstecken. Ich kann kaum glauben, dass ich es ihm endlich gesagt habe.

„Du tust was?" Mein Mann schaut mich entsetzt an. „Du kotzt? Nachdem du etwas gegessen hast? Stopp mal. Du machst das extra? Ich fasse es nicht. Und seit wann kotzt du dein Essen wieder raus?"

„Seit Ewigkeiten. Schon lange vor deiner Zeit. Aber jetzt ist es gerade am schlimmsten."

Tief beschämt bringe ich dieses Geständnis hervor. Dann stehe ich auf und verlasse das Wohnzimmer. Dieses Mal hält mich mein Mann nicht zurück.

Ich hasse mich zutiefst für diese ausgesprochene Wahrheit. Was bin ich für eine schreckliche Ehefrau, die ein so zerstörerisches Geheimnis mit in diese Ehe gebracht hat!

Als mein Mann später die Schlafzimmertür öffnet, stelle ich mich schlafend. Vermutlich ahnt er, dass ich noch wach bin, denn er flüstert: „Bitte hör mit dem Kotzen auf. Das macht dich doch total kaputt. Und unsere Ehe auch."

Ein paar Tage nach dem Hauskreisdebakel und der abgesagten Party werde ich von meinem Mann auf frischer Tat ertappt. Mittlerweile bin ich krankgeschrieben, weil ich aufgrund von Depressionen und Angstzuständen nicht arbeitsfähig bin.

Als mein Mann am frühen Abend von der Arbeit nach Hause kommt und unverhofft die Badtür öffnet, findet er mich würgend über der Kloschüssel. Schockiert und fassungslos schauen wir uns beide an, ohne ein Wort zu sagen. Dann geht die Tür knallend zu und ich bin wieder allein. Scham, Panik und Resignation überrollen mich wie eine riesige Welle.

Was tue ich hier nur? Und was tue ich meinem Mann damit an? War's das jetzt mit uns? Wird sich mein Mann von seiner Frau trennen, die so gestört, kaputt und krank ist? Was will er mit einer Frau anfangen, die sich die Seele aus dem Leib kotzt, nicht mehr unter Menschen gehen will und innerlich wie äußerlich immer mehr auf Abstand geht? Körperliche Nähe ist in unserer Ehe mittlerweile ein Fremdwort geworden.

Als ich endlich aus dem Bad komme, steht mir mein Mann reserviert gegenüber. „Du bist krank. Du brauchst Hilfe!", sind die einzigen Worte, die abgeklärt aus seinem Mund kommen. Den Rest des Abends verbringen wir getrennt.

Es ist der Anfang von unserem Ende. Obwohl ich einen Klinikaufenthalt hinter mich bringe und anschließend Psychotherapie in Anspruch nehme, hält unsere Ehe den vielen Herausforderungen nicht stand.

Fairerweise muss ich zugeben, dass ich meinen Mann zu dem damaligen Zeitpunkt nicht hätte heiraten dürfen. Ich war alles andere als beziehungsfähig und habe zu viele unverarbeitete Themen mit in die Ehe gebracht, angefangen bei einem völlig kaputten Selbstbild. Für mich war die Ehe eine Flucht vor mir selbst. Ein großer Fehler.

Wenn ich dir heute sage, dass ich inzwischen ein absoluter Beziehungsmensch bin, Familie habe und Essen als Genuss wertschätzen kann, dann liegt das daran, dass zwischen meiner ganz schwierigen Lebensphase damals und meinem Leben heute viele Wunder geschehen sind und wir es mit einem Gott der zweiten Chancen zu tun haben.

Für mich ist klar, warum meine zweite Ehe nach mittlerweile über elf Jahren so schön und stabil ist. Ich habe mir nach der damaligen Trennung viel Zeit genommen, um innerlich heil und frei von meiner Essstörung zu werden. Ich habe meine Vergangenheit unter seelsorgerlicher Begleitung komplett aufgearbeitet, falsche Verhaltensmuster entlarvt und durfte innere Heilung und völlige Wiederherstellung erfahren.

Als ich den Eindruck hatte, dass ich „ready“ bin, habe ich zu Jesus gesagt: „Herr, ich wünsche mir so sehr noch mal die Chance, einen neuen Mann kennenzulernen. Und wenn das auch dein Wille ist, dann lass es doch bitte geschehen. Ich fühle mich jetzt bereit dazu.“ Tatsächlich hat Jesus mein Gebet erhört. Und er hat mir nicht nur einen neuen Mann geschenkt, sondern auch zwei tolle Kinder. Und das trotz der Schäden, die mein Körper durch die langjährige Essstörung davongetragen hat. Was für ein Wunder!

Ich kann manchmal gar nicht glauben, wie gegensätzlich mein früheres Verhalten im Vergleich zu heute ist. Damals mochte ich zum Beispiel nicht mehr an geselligen Treffen teilnehmen, weil die Anspannung vor dem Essen alle Freude an Beziehungen im Keim erstickt hat. Heute darf ich beides gleichzeitig genießen: Freundschaften pflegen und gemeinsames Essen.

Und während ich mich damals zunehmend von meinem ersten Mann distanzierte und zurückzog, weil sich meine Gedanken nur um essen, nicht essen und erbrechen drehten, liebe ich es heute so sehr, gemeinsame Zeit mit meiner Familie zu verbringen.

Meine damalige Essstörung hatte eine unglaublich zerstörerische Macht über meine Beziehungen. Seitdem ich frei von meiner Sucht bin, erlebe ich, dass Beziehungen wertvoll und lebendig sind und dass kein Essen der Welt daran etwas ändern kann.

DER KAMPF, DEN WIR KÄMPFEN

Was du von außen nicht siehst

Für Menschen, die nicht selbst von einer Essstörung betroffen sind, kann es manchmal schwer sein zu verstehen, was es mit der Erkrankung auf sich hat. Wie können sie auch wissen, was bei den Betroffenen im Inneren abläuft, welche Gedanken und Lügen immerzu ihre quälende Melodie abspielen und wie viel Raum und Energie die Erkrankung jeden Tag im Leben der Betroffenen einnimmt? Vieles läuft im Verborgenen ab. Und weil Betroffene in der Regel Meister im Verstecken sind, ist es doppelt schwer, die Tiefe und Zerstörungskraft einer Essstörung zu begreifen.

Was man von außen zum Beispiel nicht sehen kann, ist, wie sehr die Essstörung das Leben von Betroffenen bestimmt. Es geht nicht „nur" darum zu hungern, zu essen oder zu erbrechen, Sport zu machen oder Kontrolle auszuüben. Es ist kein: Der Brechdruck kommt, du erbrichst Essen, und damit ist die Sache abgehakt. Oder ein: Heute hatte ich keinen Essanfall und Punkt. Wenn dem so wäre, dann wäre es wahrscheinlich deutlich einfacher. Stattdessen ist es viel komplexer und nicht leicht zu greifen. Dass die Krankheit sich auf jeder Ebene des Lebens ausbreitet und den Alltag und das Leben beeinflusst oder über die eigene Zeit bestimmt, ist von außen nicht sichtbar.

Darum wollen wir ein bisschen von dem teilen, was bei einer Essstörung, speziell bei Bulimie und Magersucht, passiert und was man in der Regel nicht sieht. Wir erzählen dabei von unseren persönlichen Erfahrungen, um greifbarer zu machen, wie Essstörungen funktionieren und welche Auswirkungen sie haben – immer in dem Wissen, dass unzählig viele Betroffene Gleiches oder Ähnliches erleben. Wir haben außerdem eine Reihe von Aussagen von Betroffenen gesammelt. Dinge, von denen sie wünschten, dass ihr Umfeld sie wissen oder besser verstehen würde.

Vielleicht findest du dich als Betroffene oder Betroffener an manchen Stellen wieder und kannst so Worte für dein eigenes Erleben finden. Vielleicht hast du auch niemanden in deinem Umfeld, mit dem du dich über deine Erlebnisse und Erfahrungen austauschen kannst. Dann kann dieses Kapitel eine Entlastung für dich sein – ein Aufatmen, weil du weißt: „Ich bin nicht allein! Es geht nicht nur mir so!“ Vielleicht stellst du auch überrascht fest: „Ich dachte, nur ich würde so denken!“

Jede Essstörung und jede Geschichte sind sehr individuell, das können wir wahrscheinlich nicht oft genug sagen. Ursachen für die Erkrankung, Auslöser für Rückfälle oder der Weg, den wir zur Genesung gehen, unterscheiden sich ebenfalls. Und dennoch gibt es viele Punkte, die die meisten Betroffenen gemeinsam haben. Denn sowohl unsere Erfahrungen als auch viele Studien und Fachbücher zeigen, dass es Parallelen zwischen den verschiedenen Essstörungen gibt. Viele Gefühle und die gestörte Wahrnehmung des eigenen Körperbildes sind beispielsweise ähnlich, auch wenn die Symptome nicht alle gleich sind.

Wie im ersten Teil des Buches beschrieben, sind Übergänge zwischen den verschiedenen Formen von Essstörungen manchmal fließend. Während des Schreibens dieses Textes ist uns außerdem aufgefallen, dass es so viel mehr Punkte zu geben scheint, die bei der Bulimie im Verborgenen bleiben, als das bei der Magersucht der Fall ist. Wir haben uns mit befreundeten Betroffenen darüber ausgetauscht und festgestellt, dass das gar nicht so verwunderlich ist. Denn Scham und die damit verbundene Angst, dass etwas, was einem unangenehm ist, ans Licht kommt, spielt insbesondere bei Menschen mit Bulimie oder der Binge-Eating-Störung eine große Rolle.

Alle Menschen mit einer Essstörung kämpfen einen Kampf, den du nicht siehst. Bei Menschen mit Bulimie oder der Binge-

Eating-Störung scheint dieser Anteil des Kampfes jedoch besonders groß zu sein.

Was also ist das, was man von außen oft nicht sehen kann?

Bulimie

Du siehst den Kampf nicht, den ich über Stunden oder Tage führe. Die Gedanken und Zweifel nehmen zu. Gedanken wie: „Habe ich zu viel gegessen? Werde ich jetzt zunehmen? Hat jemand gesehen, dass ich das gegessen habe?" Oder: „Wie konntest du nur? So wirst du nie Kontrolle behalten, du hast versagt! Du bist zu schwach! Du bist abartig!" Der Kreislauf aus Lügen und Angst, aus Scham, Anklage und Zweifeln ist nur schwer zu durchbrechen.

All die Gefühle, die mich überfordern und die ich nicht gut aushalten oder mit denen ich nicht umgehen kann, die Sorgen, die vielen Gedanken sind irgendwann zu viel. Oft kann ich das gar nicht konkret benennen, was das Ganze nur noch herausfordernder macht. Da ist die Leere, die gefüllt werden will. Ein Mangel, der so unstillbar zu sein scheint.

Was dann passiert, passiert fast wie in einer Art Trancezustand. Wie fremdgesteuert, gesteuert von der Sucht, folgt der Weg zum Supermarkt. Der Weg, um mir möglichst viele von den Lebensmitteln zu besorgen, die in der Lage sind, diese innere Leere zu stopfen – zumindest für einen kurzen Augenblick.

Es ist so beschämend, weil mir klar ist, wie auffällig all das ist, dass die Leute gucken und dass sie ganz deutlich sehen, dass ich ein Problem habe. Doch auch die Scham ist nicht stark genug, um die Sucht zu bremsen. Der Druck ist zu groß. Dieser Moment in der Schlange an der Kasse ist herausfordernd, der Druck steigt, ich will nur noch essen. Essen, damit die Leere gefüllt ist und dieser dumpfe Schmerz aufhört. Wichtig ist ein Ort, an dem ich mich ungestört dem Essen hingeben kann – egal ob zu Hause oder woanders: Hauptsache, allein und ungestört sein, damit der Druck betäubt wird.

Übrigens: Beim Binge-Eating läuft das Besorgen von Essen und der Essanfall teilweise gleich ab. Und auch Gedanken oder Gefühle wie Scham und Ablehnung, Verzweiflung und Selbstanklage ähneln sich an dieser Stelle, nur dass es danach zu keinem restriktiven Gegensteuern wie Erbrechen oder Hungern kommt. Und auch Menschen mit einer Magersucht können Essanfälle haben.

Jetzt könnte man denken, dass all die Gefühle in mir mit dem Essen schon betäubt und gestillt sind. Aber dem ist nicht so. Der Druck ist damit nicht vorbei, nichts ist gelöst. Und auch weil viele denken, dass Betroffene vor allem erbrechen, weil sie Angst haben, an Gewicht zuzunehmen, sei an dieser Stelle gesagt, dass das zum Teil stimmt, aber längst nicht *der* Punkt ist. Das Erbrechen ist ein wesentlicher Teil der Erkrankung, weil es das Ventil ist, um all das Ungesagte und das, was nicht mehr ertragbar und aushaltbar scheint, loswerden zu können – im wahrsten Sinne des Wortes.

Der Essanfall, der durch eine Situation wie Stress, einen Konflikt mit jemandem oder einen Gedanken, ein Gefühl oder Ähnliches getriggert wurde, endet in einem immer größer werdenden Brechdruck. Wenn ich es nicht schaffe, ihm zu begegnen oder zu erkennen, welches Gefühl oder Bedürfnis dahintersteht, dann kann ich vielleicht noch irgendwie versuchen, am Ventil zu schrauben, um Druck rauszunehmen, aber das funktioniert bei Weitem nicht immer.

Sport, Spazierengehen, Musik, ein Gespräch mit einer Freundin, Tagebuchschreiben – das alles können nützliche Werkzeuge sein, und manchmal helfen sie auch – vor allem, je weiter der Genesungsprozess schon vorangeschritten ist und Ressourcen gefunden wurden, die stattdessen helfen. Dann lässt der Druck vielleicht nach und konnte dieses eine Mal überlistet werden. Beides, das übermäßige Essen wie auch das anschließende Erbrechen, ist eine Sucht und genauso schwer zu „unterlassen" wie andere Süchte. Auch wenn Selbstfürsorge und das Anwenden verschiedenster Ressourcen hilfreich sein können, genügen sie meist nicht. Der Suchtdruck ist viel zu komplex, als dass eine stupide Formel ihn bremsen könnte.

Weil aber die Bulimie nicht nur aus Essen und Erbrechen besteht, will ich an dieser Stelle näher beschreiben, was darum herum passiert. Es ist nicht „nur" das Essen und „nur" das Kotzen und dann ist Schluss. Vielleicht findest du das schockierend, weil es dir eine Dimension zeigt, die du bisher nicht gesehen hast. Wie auch, wenn du selbst nicht betroffen bist? Das sind nicht die ersten Dinge, die man seinen Freunden erzählt, und selbst wenn ich sie ihnen anvertraue, dann bleibt da immer auch ein bisschen die Angst, dass das, was ich von mir preisgebe, das Bild, das jemand von mir hat, ins Negative verändern könnte.

Was also passiert bei oder nach einem Vorfall des Erbrechens? Der Körper dissoziiert während des Erbrechens, das heißt, er „spaltet sich ab" und geht in eine Art Distanz. Das System sagt, dass es eine Pause von all dem braucht, was nicht mehr auszuhalten ist. Der Kopf entfernt sich also aus der Situation oder aus dem vorherrschenden Gefühl, das so stark ist, dass es nicht mehr ertragbar scheint, und der Körper übernimmt und kotzt. Es ist wie ein: „Ich ertrage das nicht mehr, das muss aufhören" oder „Der Druck/das Gefühl/das, was mich sprachlos macht, muss raus". Und so geht etwas raus – im wahrsten Sinne des Wortes.

Wir alle kennen das ungute Gefühl bei Magen-Darm-Erkrankungen, wenn wir uns übergeben müssen. Der Unterschied ist, dass der Körper hierbei aus einer Schutzfunktion reagiert. Er nimmt einen Virus oder verdorbenes Essen wahr und schützt sich. Er wehrt sich, indem er mit Übelkeit und Erbrechen antwortet, sodass er schnellstmöglich das loswird, was ihn schwächt.

Bei der Bulimie ist das Erbrechen ein gewaltsamer Akt gegen den eigenen Körper. Dieser Vorgang hat nichts Natürliches an sich. Durch das Erbrechen wird der Körper vollkommen durcheinandergebracht. Er dachte, dass er Nahrung bekommt, die er verarbeiten und verdauen kann, und wird plötzlich in seiner Arbeit gestört. Er hat all das aber nicht kommen sehen, weil er das Erbrechen ja gar nicht für nötig erachtet.

Übelkeit und ein Gefühl von Schwäche folgen. Der Körper ist durchgeschüttelt und erschöpft. Magenschmerzen treten auf, Kopfschmerzen, vielleicht auch Schmerzen im Nacken, Rücken oder in den Armen, weil die Wucht des Erbrechens so stark war, dass sich etwas eingeklemmt hat oder ein Wirbel verrutscht ist. Sterne sehen und Schwindel sind genauso eine Folge wie Halsschmerzen.

Ein Gefühl von Muskelkater und Atembeschwerden sind in den nächsten Tagen ebenfalls Begleiterscheinungen, weil Muskeln in den Armen, Brustkorb, Zwerchfell und Atemwegen wehtun und das Atmen schwer wird. Der Stoffwechsel muss einmal komplett neu starten. Der Körper muss erst erleben, dass das Essen, das er als Nächstes bekommt, tatsächlich bleiben darf, und fängt langsam wieder an zu verdauen. Das bedeutet aber auch, dass der Stoffwechsel in den nächsten Tagen durcheinander oder langsamer ist, es zu Verstopfung oder Durchfall kommt und Magenschmerzen und ein Völlegefühl erst einmal bleiben, obwohl da nicht viel ist, was den Magen füllt.

Der erste Tag nach einem Rückfall fühlt sich an wie einmal durch die Mangel gedreht. Ich bin schwach und habe das Gefühl, mich erst mal vom Boden aufsammeln zu müssen. Ich spüre, dass mein Körper viel Ruhe und Erholung braucht. Der zweite Tag ist schon besser, aber noch fühlt sich alles sehr fragil an und nur langsam kommt neue Kraft.

Der dritte Tag nach so einem Rück- bzw. Vorfall ist oft der schwerste. Die Symptome nach dem Rückfall sind heftiger oder schmerzhafter, der Muskelkater im Oberkörper an seinem Höhepunkt, und Gedanken wie „Jetzt ist es auch egal, mach's halt noch mal, du hast doch eh schon versagt“ wirken sehr verlockend. In den ersten drei Tagen muss ich besonders aufmerksam und achtsam sein, um nicht direkt wieder im Bad vor der Toilette zu landen.

Die eben genannten körperlichen Symptome sind allerdings nur die, die kurzzeitig auftreten, dann aber wieder besser werden. Es gibt auch viele Langzeitfolgen wie geschädigte Organe, Zahnschmelzschäden, Osteoporose, Hormonveränderungen, Magenschleimhautentzündungen, den Verlust der Periode und somit einer verminderten Möglichkeit, Kinder zu bekommen. Außerdem treten immer wieder Symptome auf, die wir vielleicht erst einmal gar nicht mit der Krankheit in Verbindung bringen.

Und dann sind da noch die Kämpfe und Herausforderungen, die nicht primär mit einem Essanfall oder dem Erbrechen zu tun haben und dennoch unfassbar viel triggern oder Druck aufbauen können. So fällt es vielen Betroffenen schwer, in den Urlaub zu fahren – zu groß ist die Angst vor unbekannten Orten, an denen nicht im Vorfeld kontrolliert werden kann, wann was gegessen wird. Spontan mit Freunden oder der Familie durch den Tag zu gehen und irgendwann zu essen oder dann, wenn alle anderen Hunger haben, wir aber noch nicht oder wir ein anderes Essen brauchen – das alles sind Stressfaktoren, die vielen die Freiheit im Urlaub nehmen.

Essen gehen mit Freunden fällt ebenfalls in die Kategorie, die Angst macht. Wie oft habe ich bei Verabredungen vorher im Internet recherchiert, welche Speisen das Restaurant anbietet, und wenn nichts dabei war, was ich guten Gewissens essen konnte, habe ich unter fadenscheinigen Ausreden versucht, ein anderes Restaurant für uns auszuwählen. Genauso oft habe ich etwas ganz anderes bestellt als das, was ich eigentlich essen wollte, weil ich es nicht ausgehalten habe, dass meine Freunde sehen, wie ich ein bestimmtes Lebensmittel esse, das in meinem Kopf in die Kategorie „schlecht" fiel.

Weihnachten und Geburtstage, Feiern im Allgemeinen, aber besonders diese emotional besetzten Tage sind eine echte Herausforderung. Jeder von uns kennt diese Tage, an denen am Ende alle auf dem Sofa hängen, eine Hand auf dem Bauch, und stöhnen, dass sie nie wieder etwas essen wollen, weil sie so über-satt sind. Feiertage mit vielen gemeinsamen und besonderen Mahlzeiten können ein Spießrutenlauf werden. Die Angst vor Lebensmitteln, die Angst, nicht zu wissen, was es am Büfett gibt, die Angst, mich nicht beherrschen zu können und zu viel zu essen, und die Angst, beobachtet zu werden oder sogar noch blöde Sprüche zu kassieren, ist so groß, dass sie jede Freude über Gemeinschaft verdirbt.

Ich fahre nicht einfach nur zu einer Feier zu Freunden. Ich mache mir vorher schon Gedanken darüber, was es zu essen gibt, und rede mir gut zu, dass ich das schaffe. Das sind meine Freunde, denen ist egal, ob oder was ich esse. Ich weiß, dass ich dort sicher bin, und versuche, mein Inneres zu beruhigen. Wenn ich dort bin, esse ich, und vielleicht schaffe ich es auch, so viel zu essen, bis ich satt bin. Dennoch bin ich mir die gesamte Zeit über der Anwesenheit aller im Raum bewusst und behalte genau im Auge, wer gerade mit wem zusammensitzt und redet. Wieder sage ich mir, dass alles okay ist, kein Grund zur Panik, alle anderen essen auch etwas. Aber normal ist für mich gar nichts und leicht ist es schon gar nicht.

Und wenn ich das alles geschafft habe, dann habe ich nach außen hin zwei Stunden lang Spaß gehabt, mit anderen geredet und gelacht, Witze gemacht und sogar gegessen – und sitze dennoch auf dem Heimweg weinend im Auto, weil es mich so unfassbar viel Kraft gekostet hat und weil jetzt der Teil mit dem Druck kommt und die Stimme in mir immer lauter wird, die mir sagt, dass ich zu viel gegessen habe und alle das gesehen haben. Die Scham wird größer, die Angst ebenfalls – und so komme ich heim, bin der Essstörung allein ausgesetzt und kämpfe gegen den Druck an. Ein schöner Nachmittag mit Freunden, eine ganz normale Feier? Für die anderen vielleicht, für mich ist gar nichts normal, und nichts daran ist selbstverständlich. Und das ist sehr, sehr anstrengend.

Sich diese Kreisläufe vor Augen zu führen, hilft vielleicht zu verstehen, warum viele Menschen mit Essstörungen soziale Momente in Gemeinschaft meiden. Nicht, weil sie die Einsamkeit lieben, sondern weil sie diesen Kampf nicht immer und immer wieder durchstehen. Also entscheiden sie sich oft gegen Gemeinschaft und Beziehungen, gegen Nähe und Momente, die Lebensqualität schenken, und stattdessen *für* die Essstörung. Aber nicht, weil das so viel Spaß macht, sondern weil die Alternative sie noch mehr Kraft kostet und das manchmal das kleinere Übel zu sein scheint.

Magersucht

Auch wenn bei Magersüchtigen meistens offensichtlicher ist, dass der Körper nicht gut versorgt ist, sieht man doch von außen nicht, wie weit dieser Kampf gegen den eigenen Körper geht. Es ist ein Kampf gegen die eigenen Bedürfnisse. Die Signale des Körpers werden ignoriert und unterdrückt.

Egal wie dünn ich als Betroffene bin, ich sehe es nicht. Unzufriedenheit beherrscht meine Wahrnehmung. Wertschätzung und Fürsorge meinem Körper gegenüber sind nicht mehr vorhanden. Mein eigener Körper ist zu meinem größten Gegner geworden. Die Magersucht hat die Kontrolle übernommen und Lügen herrschen über meinen Alltag. Nicht nur Lügen in Form von falschen Glaubenssätzen, die ich über mich und meinen Körper glaube, sondern auch Lügen, die ich meinen Mitmenschen erzähle.

Ich lüge ununterbrochen in allen Situationen, die sich um das Thema Essen drehen. „Ich habe keinen Hunger", „Ich habe schon gegessen", „Ich esse später", „Ich kann leider nicht mitkommen" – Ausreden über Ausreden. Dabei lüge ich nicht, weil es mir Spaß macht, sondern weil ich nicht anders kann. Viel zu groß ist die Angst davor, was passiert, wenn ich einmal nachgeben würde. Zu laut ist die Stimme in meinem Kopf, die mir vorgaukelt: „Wenn du jetzt nachgibst, wenn du das isst, dann hast du versagt – dann nimmst du zu und wirst dick."

Ich tue also alles, um nicht oder möglichst wenig essen zu müssen. Auch wenn ich mich oft einsam fühle, nehme ich mit den vielen Lügen und dem Vermeiden von geselligen Anlässen, an denen von mir erwartet werden könnte, dass ich etwas esse, in Kauf, dass Freundschaften und andere Beziehungen darunter leiden oder sogar ganz kaputtgehen. Die Magersucht bestimmt mein ganzes Leben, suggeriert mir, mir alles geben zu können.

Was auch Teil der Magersucht ist und was Außenstehende oft nicht nachvollziehen können, ist meine verzerrte Körperwahrnehmung: Ich bin zwar in meinem Körper, aber ich stehe in keiner wirklichen Beziehung mehr mit ihm. Wenn überhaupt, dann habe ich eine Hass-Beziehung zu ihm. Schließlich richtet sich gegen ihn mein täglicher Kampf. Auch wenn mir noch so viele Außenstehende sagen: „Du bist viel zu dünn", sehe ich mich immer noch als zu dick. Und das sage ich nicht nur so, sondern für mich ist es die Realität. Wenn ich in den Spiegel schaue, finde ich mich FETT.

Auf rationaler Ebene ist mir natürlich bewusst, dass Nahrung essenziell ist, damit der Körper ausreichend Energie zur Verfügung hat. Doch gekonnt ignoriere ich die Signale, die er mir sendet, wie zum Beispiel ein Hungergefühl oder körperliche Erschöpfung. Das Hungergefühl zu unterdrücken, löst Glücksgefühle aus. Wenn ich abends im Bett liege und mein Bauch, oft sogar lautstark, grummelt, weil er so leer ist, ist das ein total erfüllendes Gefühl. Weil ich gewonnen habe. Ich habe die Kontrolle behalten, ich war stärker.

Es mal wieder einen Tag geschafft zu haben zu hungern, gibt mir das Gefühl, diszipliniert zu sein und die Dinge in der Hand zu haben. Genauso wie der Moment, in dem die Waage weniger anzeigt als am Tag zuvor. Ich habe es mal wieder geschafft und mich zusammengerissen. Ich bin stark geblieben.

Und doch wird mir immer wieder schmerzlich bewusst, dass doch eigentlich nicht ich diejenige bin, die hier die Kontrolle hat, sondern dass vielmehr ich kontrolliert werde. Mein ganzer Alltag wird von Kalorienrechnen, Essenumgehen, Ausredenerfinden und möglichst viel Sportmachen beherrscht. Da bleibt nicht mehr viel Platz für Spaß, Freunde, Unternehmungen. Meine Freizeit nutze ich lieber für Sport, wohingegen Spaß und Freunde leider oft mit Essen oder Alkohol verbunden sind – alles viel zu kalorienreich. Das hat früher oder später zur Folge, dass ich mich mehr und mehr aus meinen Beziehungen zurückziehe. Nicht weil mir meine Freundschaften nicht wichtig sind, sondern um Essen zu vermeiden. Und ja, da steht die Essstörung über allem anderen, mal wieder.

Sport und Kalorien bestimmen auch über mein Gemüt. Meine Laune hängt maßgeblich davon ab, ob ich mich für mein Empfinden ausreichend bewegt und dementsprechend möglichst wenig gegessen habe. Ist nicht mehr genügend Zeit für Bewegung, werde ich äußerst schlecht gelaunt. Mit der Zeit vergesse ich immer mehr, was mir früher mal Spaß gemacht hat, was meine Freunde und Familie an mir schätzen – ich vergesse, wer ich eigentlich bin.

Egal welche Form von Essstörung – sie beeinflusst das Leben von Betroffenen maßgeblich. Und überall da, wo Menschen mit einer Essstörung denken, dass sie Kontrolle haben, wird schnell klar, dass genau das Gegenteil der Fall ist. Essstörungen zerstören und haben so viel Einfluss im Alltag, dass kaum noch Kraft für das bleibt, was das Leben eigentlich ausmacht: Freunde, Arbeit, Familie, Hobbys. Sie raubt jede Lebendigkeit. Lebendigkeit, die es neu zu entdecken oder zurückzuerobern gilt.

Du siehst diese Kämpfe von außen oft nicht, und doch kannst du Betroffenen helfen, indem du dich informierst, sensibilisierst und ihnen einen sicheren Ort schaffst, an dem sie ihre Herausforderungen ehrlich teilen können, ohne verurteilt zu werden.

Rebekka, Ilka und Katrin

Was Menschen über meinen Kampf mit einer Essstörung wissen sollten

- Es geht nicht nur ums Essen. Es ist viel mehr als das und oft eine Überlebensstrategie und keine Diät, die einfach nur schiefgegangen ist.
- Ich habe es mir nicht ausgesucht und wäre gern für immer frei davon.
- Ich bin noch nicht gesund, nur weil ich jetzt mehr wiege.
- Es ist ein konstanter Kampf, der total erschöpfend ist.
- Es beeinflusst jede Entscheidung und jeden Tag.
- Es nimmt alles ein, und ich kann niemals einfach nur eine Pause davon machen, nicht mal in meinem Kopf.
- Es ist mehr als nur Essen oder Essen zu erbrechen.
- Ich habe ständig Angst davor, dass Menschen über mich und meinen Körper urteilen könnten, und kann diese Gedanken nicht stoppen.
- Es ist schwer, nicht auf die Stimme in meinem Kopf zu hören, die mich antreibt.
- Eigentlich würde ich gern sagen, was mit mir los ist. Aber was, wenn meine Freunde danach schlecht von mir denken oder sich vor mir ekeln?

MITGEFÜHL AUSDRÜCKEN, IN KONTAKT BLEIBEN

Ein betroffener Vater berichtet

Die Leidenszeit meiner Tochter liegt inzwischen einige Jahre zurück. Einige Ereignisse kann ich noch abrufen, manches ist verblasst. Vieles habe ich vergessen. Aber eines weiß ich mit Gewissheit: Man wünscht es keinem Kind, an einer Essstörung zu erkranken, keinen Geschwistern und auch nicht den Eltern. Ich war immer ein Familienmensch, wollte, dass es meinen Kindern gut geht, meinem Sohn und meiner Tochter, mochte es, Zeit mit ihnen zu verbringen, und wünschte mir für sie gute Freunde, erfüllende Hobbys und dass sie gerne zur Schule gehen.

Ich bin aber auch ein Mensch, der gerne arbeitet und Abwechslung braucht – und unbedingt mal ins Ausland wollte. So kam es, dass ich, als die Kinder noch jünger waren, ein Angebot annahm, das uns in die Hauptstadt Europas führte, nach Brüssel. Nur zwei Autostunden vom alten Zuhause entfernt – und doch so weit weg.

Für uns alle hieß das: neue Nachbarn, neue Freunde, neue Umgebung, neue Wohnung, neue Schule, neue – englischsprachige – Gemeinde. Für meine Tochter bedeutete dies: eine schmerzhafte Trennung von ihrer besten Freundin. Mein Sohn integrierte sich relativ schnell, meine Frau und meine Tochter erst mit Verzögerung – und niemals so ganz. Für mich hingegen war jeder Tag wie eine weitere Station auf dem Weg ins Abenteuerland: neue spannende Aufgabe, neue Kollegen, neue Herausforderungen, internationales Umfeld, neue Gestaltungsmöglichkeiten.

Dann, nach einem Jahr, schlich sich plötzlich die Magersucht in unser Haus wie ein Dieb in der Nacht: Zunächst noch unbemerkt zeigte sich nach und nach die eintretende Veränderung. Im Urlaub, unsere Tochter war noch nicht zwölf, merkten wir auf einmal, wie ihre Essensportionen kleiner wurden, das Gewicht sank und nach weiteren Wochen schließlich die Gesichtszüge ganz verhärmt waren.

Wir waren sehr besorgt, aber mir war nicht sofort klar, dass dies der Beginn einer mehrjährigen Leidenszeit werden könnte. Mit jedem Kilo weniger wuchs meine Sorge um das leibliche Wohl und schließlich um das Überleben meiner Tochter. Dann, eines Tages, kam das Unausweichliche: die Einlieferung in ein deutsches Krankenhaus.

Ich wünsche jedem, dessen Sohn oder Tochter mit einer Essstörung ins Krankenhaus muss, dass – anders als bei uns – ein verständiger und einfühlsamer Arzt auf ihn wartet: jemand, der weiß, wie verzweifelt Eltern sind, die sich plötzlich mit einer so lebensbedrohlichen Erkrankung ihres Kindes konfrontiert sehen.

Und ja – das ist es: eine Erkrankung. Keine Bockigkeit, keine innere Rebellion, keine Folge eines Erziehungsfehlers. Auch wenn es nicht wenige gab, die damals uns gegenüber entsprechende Ratschläge zur Hand hatten: „Das Kind muss so lange sitzen bleiben, bis es aufgegessen hat" – was sehr lange dauern konnte. Besser noch: „Früher gab es so was auch nicht." „Das Kind braucht mehr Regeln in der Erziehung." „Lasst euch nicht den Willen eures Kindes aufzwingen." Solche und andere gut gemeinte Ratschläge Verzweifelter, aber auch Überzeugter oder mit gesundem Halbwissen Beseelter bekamen wir immer wieder zu hören.

Keiner von ihnen wusste, wie es ist, wenn das eigene Kind im Krankenhaus vor dem Wiegen einen Liter Wasser trinkt, um das Gewicht zu erhöhen. Oder hatte erlebt, wie es durch überhöhte sportliche Aktivität und schnelles (ich meine: schnelles!) Spazierengehen möglichst viele der aufgenommenen Kalorien wieder abzutrainieren versucht. Oder durch stetiges Auf- und Abwippen. Oder hibbeliges Sitzen auf der Stuhlkante.

Der Vollständigkeit halber muss ich sagen, dass viele Freunde auch ehrlich mit uns mitgelitten haben, aber mangels Erfahrung oftmals genauso hilf- und sprachlos waren wie wir. Meine Frau fand eine Möglichkeit zum Austausch in einer Selbsthilfegruppe für Angehörige von Menschen mit Essstörung, ich konnte mich dazu nicht aufraffen. Dennoch gaben mir die Erzählungen aus der Gruppe zweierlei mit: Viele Familien und Beziehungen erleben Vergleichbares – und es gibt die Möglichkeit der Genesung.

Am Abend vor der ersten Krankenhauseinweisung weinte ich bitterlich; wohl nur noch übertroffen von der Verzweiflung, als meine Tochter einige Jahre später noch in der Magersuchtphase mit einem lebensbedrohlichen Refeeding-Syndrom auf die Intensivstation kam – ein Fliegengewicht, das aufgrund des geringen Gewichts nicht hochkalorienhaltig ernährt werden konnte, wenn man eine mögliche Herzinsuffizienz vermeiden wollte. Angst und Verzweiflung blieben während der gesamten etwa dreijährigen Magersuchtphase ein lauernder Begleiter wie eine aus dem Fenster schauende alte Dame, die auf das nächste schreckliche Ereignis wartet.

Es folgten noch mehrere längere Episoden in Kliniken: zunächst in Aachen und später in Köln – sowohl mit Magersucht als auch ab Ende 2009 mit Bulimie. Dabei war die ärztliche Betreuung während der Magersucht intensiver und andauernder als während der Bulimie. Die meiste Zeit während der Bulimie lebte unsere Tochter zu Hause, besuchte reguläre Schulen und igelte sich nachmittags in ihrem Zimmer ein – oder war unterwegs, um zu essen.

Die Auseinandersetzungen zu Hause waren anstrengend und konfliktreich. Essen war ein häufiger Anlass für meist indirekt ausgetragene Konflikte, die sich in Wut und Ärger äußerten. Beispielsweise, wenn Essen, das man für das Frühstück oder mittags gekauft hatte, plötzlich weg war. Mein Sohn bewahrte zeitweise seine Frühstücksflocken in seinem Schreibtisch auf.

Meine Tochter sah während der Bulimie zwar gesünder aus, fühlte sich aber schlechter als während der Magersucht, da sie keine Kontrolle mehr über ihr Essverhalten ausüben konnte, sondern die Sucht dominierte. Immer wieder wechselten sich unkontrollierte Ess-Phasen mit anschließendem Erbrechen ab.

Erstaunlicherweise sind bei Magersucht und Bulimie Selbst- und Fremdwahrnehmung konträr. Während ich in den Zeiten der Magersucht greifbare Angst hatte, meine Tochter könne sich mit dem Untergewicht dauerhaft schaden, indem Wachstum und Entwicklung begrenzt blieben, hat meine Tochter diese Zeit „positiver" in Erinnerung: Sie hatte ein Gefühl der Kontrolle, der Macht, der Selbstbestimmtheit.

Genau anders verhielt es sich bei der Bulimie: Ich ärgerte mich zwar immer wieder darüber, leere Küchenschränke vorzufinden, hatte aber den Eindruck, dass die körperliche Entwicklung weniger stark in Mitleidenschaft gezogen wurde – wobei mir klar war, dass mit der Bulimie auch entsetzliches Leid verbunden war.

Dies wiederum war bestimmender Faktor im Alltag meiner Tochter. Die Folge: Auf Ess- und Erbrechensphasen folgten oft verzweifelte Anrufe bei meiner Frau. Unsere Tochter war enttäuscht über sich und am Boden zerstört, weil die Sucht wieder die Oberhand gewonnen hatte.

Mit den verschiedenen Phasen der Essstörung und entsprechender therapeutischer Begleitung waren auch Herausforderungen hinsichtlich der schulischen Bildung verbunden. Wenn ich richtig zähle, hat meine Tochter ab der fünften Klasse insgesamt sieben Schulen besucht – manche davon unregelmäßig, mit reduzierter Stundenzahl oder nur für kurze Zeit. Es gab Zeiten, in denen sie gar nicht beschult werden konnte.

Wir hörten von vielen Patientinnen, die aufgrund der Versäumnisse noch mit über zwanzig in die Schule gingen – mit entsprechend negativen Folgen für die Integrationsfähigkeit in die Gruppe. Umso mehr haben wir uns darüber gefreut, dass unsere Tochter schließlich die Schule zu dem Zeitpunkt abschloss, zu dem sie auch ohne Erkrankung ihr Abitur abgelegt hätte – und obendrein mit dem besten Notendurchschnitt der Familie. Nach dem Abitur ging es zunächst ebenso wechselhaft weiter: Unsere Tochter studierte an fünf Orten insgesamt drei

Fächer, bevor sie sich schließlich in Köln für Psychologie einschrieb.

Aber es gab nicht nur verschiedene Schulen und Universitäten. Wir nutzten in unserer Verzweiflung auch unterschiedlichste Therapieeinrichtungen – was dazu führte, dass unsere Tochter von verschiedenen Therapeuten behandelt wurde. Mit vielen Therapeuten hatten wir Feedbackgespräche, mitunter gute, aber es gab nach meiner individuellen Erfahrung auch Rat- und Hilflosigkeit – insbesondere wegen des frühen Auftretens der Erkrankung. Dass die Essstörung schon deutlich vor der Pubertät auftritt, kommt eher selten vor.

Eine besonders positive Erinnerung habe ich an Gespräche mit einer Psychologin, weil sie uns Eltern eine Idee vom Empfinden unserer Tochter gab, ohne dabei die Schweigepflicht zu brechen. Sie gab uns drei Lektionen mit, die ich noch heute in den Notizen meines Handys aufbewahre.

Lektion 1: Schuldgefühle helfen nicht weiter – uns nicht und auch nicht dem Kind. Das war für uns ein wichtiger Hinweis. Schließlich hatten wir uns Vorwürfe gemacht, ob wir jederzeit die beste Reaktion gezeigt hatten, welchen Anteil wir an der Erkrankung hatten und was wir womöglich versäumt hatten.

Lektion 2: Eltern treffen die im Moment beste Entscheidung. Ich möchte nicht behaupten, dass ich das uneingeschränkt für mich in Anspruch nehmen kann. Richtig ist aber auch: Man wird mit so vielen Situationen konfrontiert, die nicht alltäglich sind und zu denen man sich meist bei Freunden oder Familienangehörigen keinen Rat holen kann. Fehlentscheidungen sind daher natürlich. Aber die Botschaft, die bei uns ankam, war: *Sie haben Entscheidungen nicht getroffen, um Ihrem Kind zu schaden, sondern um ihm zu helfen – auf Basis des Wissens und der Informationen, die Ihnen zur Verfügung standen.*

Lektion 3 – sicherlich die wichtigste: Zeigen Sie Ihrer Tochter Mitgefühl. Machen Sie ihr klar, dass Sie sie lieb haben, sie anerkennen.

Ich gestehe, dass mir diese Lektion nicht immer leichtfiel. Ich fragte mich oft: Wie kann ich das tun – meiner Tochter zeigen, dass ich sie lieb habe? Mein Weg war gemeinsame Zeit. Ich ging viel mit ihr spazieren – insbesondere während der Magersucht. Wir erkundeten die nähere und weitere Krankenhausumgebung und sprachen über das Leben im Krankenhaus – sofern wir überhaupt etwas sprachen.

Später, nach dem Wechsel in die Bulimie, fehlten mir Ideen, wie ich Zuneigung zeigen konnte. Bis eines Tages die Idee entstand, wandern zu gehen. Also fuhren wir zu zweit für ein paar Tage ins Allgäu und erklommen die umliegenden Gipfel. Das gemeinsame Essen war zwar eine Herausforderung (erst essen, dann die Ankündigung, auf Toilette zu müssen), aber die gemeinsame Zeit brachte mich meiner Tochter wieder näher. Wir wiederholten das zwei Jahre später, als meine Tochter inzwischen gesund war. Mir war es wichtig zu zeigen, dass das Verbringen von gemeinsamer Zeit keine Mitleidsaktion gewesen war, sondern mein Weg, Zuneigung zu zeigen.

Wahr ist aber auch: Es gab während der Erkrankung immer wieder Stress. Vielfach richteten sich meine Gedanken dann stärker auf die richtige therapeutische Behandlung als auf die Pflege der Beziehung. Es gab auch Phasen, in denen ich keinen Zugang zu meiner Tochter fand. Und in denen ich nicht wusste, wie ich mich richtig verhalten sollte. Aber es gab auch die Bitte um Vergebung für unangemessenes Verhalten, das vielfach Ausdruck meiner Verzweiflung, meiner Hilf- und Ratlosigkeit war.

Was ziehe ich als Fazit?

Erstens: Die Situation trifft einen unvorbereitet. Es gibt keinen Plan, was man wann wie am besten tun soll. Und man kann auch keine Pläne machen.

Zweitens: Bleiben Sie dran an Ihrem Kind. Geben Sie es nicht auf. Auch wenn es Phasen gibt, in denen Sie nicht wissen, wie es weitergehen soll.

Drittens: Nicht jeden Ratschlag müssen Sie als „Schlag“ auffassen. Vielfach ist es die gleiche Verzweiflung, die Sie auch empfinden, die zu hilflosen und gelegentlich auch verletzenden Empfehlungen führt. Solche, die Ihnen nicht guttun, dürfen Sie ignorieren.

Viertens: Trauen Sie Jesus zu, dass er heilen kann (nicht muss). Bitten Sie andere um Gebetsunterstützung.

Fünftens: Leider ist auch die Medizin vielfach überfordert mit essgestörten Patienten. Gerade im Klinikalltag ist mitunter kein Platz für Empathie – oder sie wird als Bestätigung für das Verhalten des Kindes gesehen und deshalb vermieden. Das essgestörte Kind wird mit vielen Regeln konfrontiert (bezüglich Essen, Ausgehzeiten usw.). Eine Bestätigung von Fähigkeiten oder sogar Förderung von Befähigungen habe ich nur selten erlebt. Umso wichtiger ist es, dass Sie für das Kind da sind.

Sechstens: Der Austausch in Selbsthilfegruppen oder mit anderen betroffenen Eltern sowie mit Freundinnen und Freunden kann Ihnen helfen, die Situation besser auszuhalten.

Siebtens: Achten Sie auch auf sich. Ein Urlaub ohne das magersüchtige oder bulimische Kind bedeutet keine Ablehnung, sondern kann Ihnen helfen, wieder aufzutanken und dem kranken Kind mit neuer Kraft zu begegnen.

MENSCHEN MIT ESSSTÖRUNGEN BEGLEITEN

Menschen, die jemanden in ihrem Umfeld haben, von dem sie wissen oder glauben, dass er oder sie an einer Essstörung erkrankt ist, erleben oft eine große Unsicherheit. Sie fragen sich: Wie kann ich mit dem oder der Betroffenen umgehen? Soll ich etwas sagen oder lieber nicht? Wie kann ich ein Gespräch über etwas beginnen, das mit Scham besetzt ist?

Damit diese Unsicherheit oder vielleicht auch Unwissenheit keine Hürde bleibt, um ins Gespräch zu kommen oder Hilfe anzubieten, haben wir Jens Diefenbacher gefragt, ob er von seiner Erfahrung in der Begleitung von Menschen mit Essstörungen erzählen kann.

Jens arbeitet als Erzieher, freiberuflicher Prediger und Referent und ist gelernter Gemeindepädagoge. Seit über zwanzig Jahren begeleitet er Betroffene auf ihrem Weg aus der Essstörung. Er beschreibt, was du tun kannst, wenn du eine Vermutung hast oder weißt, dass jemand in deinem Umfeld an einer Essstörung erkrankt ist, was helfen kann und was es seiner Erfahrung nach zu vermeiden gilt.

Während meiner Zeit an der Bibelschule beschäftigten wir uns im Bereich Seelsorge auch mit Suchtverhalten. Vor allem das Thema „Essstörungen“ sprach mich an, weil ich bereits in der Schulzeit mit betroffenen Freundinnen und Freunden darüber geredet hatte. Tägliche Kommentare wie „Von einer Scheibe Brot wird mir schlecht“ oder „Drei Gummibärchen machen mich dick“ ließen mich schon damals aufhorchen. In den Jahren nach meiner Ausbildung durfte ich einige Betroffene von Essstörungen begleiten, manche über einen begrenzten Zeitraum, manche über viele Jahre.

Der privilegierte Unterricht an der Bibelschule schuf eine gute Grundlage für genau diese Arbeit. Ein Satz, der sich damals tief in mir eingebrannt hat, ist: „Nicht die Krankheit ist das Problem, das gelöst werden muss." Er half mir, einen Blick hinter die Fassade zu werfen und nicht auf das Symptom oder das vordergründige Problem zu sehen. Ich versuchte zu verstehen, was sich dahinter verbarg und warum.

Leider gibt es für die Begleitung von Betroffenen kein Patentrezept und nicht *die* eine Lösung. Und nicht jeder Tipp wird zu jeder Situation passen, weil jede Erkrankung und jeder Verlauf individuell sind. Und doch gibt es Dinge, auf die wir als Außenstehende achten können.

Im Folgenden erzähle ich ein wenig von dem, was ich in der Begleitung von Menschen mit Essstörungen in den letzten zwanzig Jahren gelernt habe. Mit meinen Hinweisen möchte ich mehr Sensibilität schaffen und praktische Erfahrungen weitergeben.

Auffälligkeiten

Es gibt manche Auffälligkeiten, die darauf hindeuten können, dass eine Person unter einer Essstörung leidet. Das kann zum Beispiel sein, dass die Person nur ganz wenig bis nichts bei gemeinsamen Treffen in Gemeinschaft zu sich nimmt oder, im Gegensatz dazu, kein Verhältnis zum Essen findet und scheinbar unkontrolliert isst. Eine hohe Fixierung auf Sport, das ständige Reden über Kalorien, über Möglichkeiten, diese zu verbrennen, oder das Essen nur bestimmter Lebensmittel können weitere Hinweise auf ein essgestörtes Verhalten sein.

Menschen mit Bulimie sind oft darauf aus, das Essen möglichst schnell wieder loszuwerden. So kann es gut sein, dass die betroffene Person häufig direkt nach dem Essen zur Toilette geht. Für sie zählt dann jede einzelne Sekunde, um rasch möglichst viele Kalorien wieder loszuwerden.

Allerdings ist es gefährlich, bei Essstörungen in Stereotypen zu denken, denn es gibt hier keine spezielle Gewichtsklasse und nicht jedes Merkmal trifft auf jede Person zu. Außerdem kommt es häufig zu einer Kombination aus verschiedenen psychischen Erkrankungen oder eine Essstörungsform wechselt in eine andere.

Dazu kommt, dass viele Betroffene ihre Erkrankung so geschickt verbergen, dass sie häufig unerkannt bleiben. Sie vermeiden Situationen, in denen sie „auffliegen" könnten. Es ist zum Beispiel typisch, dass Betroffene von gemeinsamen Essen fernbleiben, denn zum einen können sie so ihre Nahrungsaufnahme steuern, zum anderen kann das Gegenüber dann auch nicht über das eingenommene Essen urteilen. Keinesfalls sollte man es persönlich nehmen oder auf sich projizieren, wenn eine Person mit einer Essstörung nicht mit einem isst oder trinkt.

Eine Vermutung

Was also tun, wenn wir nicht sicher sind, ob bei jemandem eine Essstörung vorliegt, wir als Menschen im engeren Umfeld aber eine entsprechende Vermutung haben und uns Sorgen machen? Wie können wir das Gespräch darüber beginnen? Mein Rat: mutig sein. Allerdings ist es wichtig, einen angemessenen Weg zu finden, um das Gespräch mit dem Betreffenden zu suchen.

Sicher können wir uns natürlich nie sein, wenn wir bei jemandem eine Essstörung vermuten. Dennoch rate ich dazu, dass wir uns mit dieser Vermutung direkt an die eventuell betroffene Person wenden und aussprechen, dass wir uns Sorgen machen. Wichtig ist, dass das diskret passiert und keine anderen Menschen dabei sind. Oft nehmen auch andere Anzeichen wahr, trauen sich aber nicht, auf die betreffende Person zuzugehen.

Die meisten Betroffenen sind erleichtert, wenn jemand diesen Schritt wagt. Im Gespräch sollten wir benennen, was wir wahrgenommen haben, und gleichzeitig vermitteln, dass es sich um unsere subjektive Wahrnehmung handelt. Man könnte zum Beispiel sagen: „Ich habe den Eindruck, dass du abgenommen hast." Oder: „Ich sehe dich des Öfteren nach unserem gemeinsamen Essen aufs Klo verschwinden."

Offen auszusprechen, dass man eine Essstörung vermutet, damit wäre ich zunächst vorsichtig. Auch muss man ein Gefühl dafür entwickeln, ob man für den Augenblick die richtige Person ist. Es kann sinnvoll sein, sich einer anderen Person mit seiner Vermutung anzuvertrauen und gemeinsam zu überlegen, wer ein guter Ansprechpartner sein könnte.

Wenn wir im Vorfeld mehr Sicherheit brauchen, die eventuell betroffene Person anzusprechen, so rate ich dazu, sich eine erfahrene Person zu suchen, die den Betroffenen nicht kennt. Oder zumindest jemanden, der damit gut und verschwiegen umgehen kann.

Einen sicheren Ort schaffen

Im Rahmen meiner hauptamtlichen Arbeit im Kinder- und Jugendbereich begegnete mir eine Jugendliche, die uns Jugendleitern von sich aus von ihrer Essstörung erzählte. Auch wenn ich mich als guten Beobachter beschreiben würde, hatte ich nicht erkannt, dass sie unter Bulimie litt. Das zu erfahren, war zuerst ein Schock, der sich aber recht bald wandelte in den dringenden Wunsch, einen guten Weg für uns zu finden, damit umzugehen.

Gleichzeitig zeigte die Situation, was ich bei vielen Betroffenen erlebe: Sie sind gut darin, die Essstörung vor anderen geheim zu halten und nicht entdeckt zu werden. Da ich wusste, dass ich eine der ersten Personen war, der die Jugendliche von ihrer Erkrankung erzählte, wollte ich damit sehr behutsam umgehen. Ich wollte ihr die nötige Sicherheit geben und das in mich gesetzte Vertrauen nicht zerstören.

So entschied ich gleich zu Beginn, nur dann mit ihr über die Essstörung zu reden, wenn sie das wollte bzw. von sich aus ansprach – unabhängig davon, ob wir uns trafen, per Telefon miteinander kommunizierten oder per Mail in Kontakt waren. Wichtig war und ist mir, dass das Gegenüber einen Ort hat, der ihm oder ihr Sicherheit und die Möglichkeit bietet, über die Dinge zu sprechen.

Bei einer anderen jungen Frau nutzten wir stets die Zeit vor oder nach der Gruppenstunde, um uns auszutauschen. Ein Öffner zu unseren Gesprächen war beispielsweise, dass ich von einer anderen Person und deren Erkrankung berichtete. Im vertrauten Rahmen konnte ich der jungen Frau spiegeln, dass ihr Verhalten nicht normal war und es wichtig war aufzupassen. Ich erklärte ihr, dass sie mit ihrem intensiven Sport, der teilweise missbräuchlich zum Abnehmen genutzt wurde, in eine weitere Sucht rutschen könne. Sie hatte bereits begonnen, sich häufig auf der Stelle zu bewegen, um Gewicht zu verlieren, und stand kurz vor einer Magersucht.

Ich habe in all dieser Zeit versucht, viel Raum für sie zu lassen, sodass sie zum für sie passenden Zeitpunkt über das sprechen konnte, was sie beschäftigte. Das ist in der Begleitung von Menschen generell wichtig – unabhängig davon, welches Problem sie haben: Zeit und Raum lassen.

Verschwiegenheit mit Ausnahme

Neben den Empfehlungen, Betroffenen Raum zu geben – egal ob wir von ihrer Erkrankung wissen oder diese vermuten – und das Gespräch zu suchen, ist es sehr wichtig, dem Gegenüber deutlich zu machen, dass man mit dieser Sache verschwiegen umgeht. Das schafft Vertrauen – und dies ist umso wichtiger, da viele Menschen mit Essstörungen schlechte oder sogar missbräuchliche Erfahrungen mit anderen Menschen gemacht haben – sei es die Familie, Freunde, Partner, Lehrer o. a.

Die Verschwiegenheit sollte nur dann eine Ausnahme erfahren, wenn der gesundheitliche Zustand oder das Verhalten lebensbedrohlich sind und es zu einer Selbst- oder Fremdgefährdung kommt. Das ist zum Beispiel bei der klassischen Form der Anorexie (Magersucht) der Fall, wenn der Gewichtsverlust extrem ist. Bei einer Person mit Bulimie wird es dann kritisch, wenn der Körper durch das dauerhafte oder häufige Erbrechen und dessen Folgen gesundheitlich eingeschränkt ist und es zu Mangelerscheinungen oder Organschäden kommt. Dann sollten Eltern oder Fachleute eingeschaltet werden.

Diese dürfen jedoch auf keinen Fall ohne Ankündigung und über den Kopf des Betroffenen hinweg hinzugezogen werden. Ich erinnere mich an eine junge Erwachsene, die sich mit ihrem Verhalten stark gefährdet und auch selbst verletzt hat. Nachdem die Handlungen immer massiver wurden und immer mehr auf die Psyche schlugen, sagte ich ihr, dass ich ihre Eltern einschalten müsse, wenn sie nicht in Behandlung gehen würde.

Sie war zuerst entsetzt über meine deutliche Aussage und sagte, das sei ein Vertrauensbruch. Ich machte ihr klar, dass es ohne stationäre professionelle Hilfe nicht gehen würde und ihre Eltern spätestens da erfahren würden, warum sie weg sei. Zudem würden die Eltern aufgrund der Ursachen und auch wegen ihrer Minderjährigkeit sowieso eingebunden werden. Daraufhin nahm sie allen Mut zusammen und sprach mit ihren Eltern über ihre Erkrankung und das weitere Vorgehen.

Das familiäre Umfeld kennenlernen

Generell ist es hilfreich, das familiäre Umfeld kennenzulernen, um Menschen mit einer Essstörung besser verstehen zu können.

Auf diese Weise bekommt man Einblicke in die Dynamik innerhalb einer Familie. Wie wird dort mit Essen umgegangen? Gibt es in der Familie bereits essgestörtes Verhalten, auch in einer anderen Form, oder anderes Suchtverhalten? Es passiert nicht selten, dass von den Eltern unbewusst Verhaltensweisen übernommen werden, wie mit Problemen umgegangen werden kann.

Außerdem kann man erfahren: Welche Worte und Sätze werden ausgesprochen, die Auswirkungen auf den Betroffenen haben und eine Essstörung sogar begünstigen? Wie wird über das Aussehen, die Figur oder den Körper gesprochen, geurteilt oder jemand gar verurteilt? Wenn wir uns in den Augen anderer nicht schön, gut genug fühlen, kann das ein Trigger sein, daran etwas zu ändern.

Keine Verurteilung

Manche mögen denken, dass sich jemand dafür entschieden hat, zum Beispiel magersüchtig zu sein. Oder an einer Bulimie würde derjenige leiden, der viel isst und es danach bereut und sich deswegen übergibt. Bei den allerwenigsten ist dies der Fall. Es kann durchaus vorkommen, dass sich jemand dafür entscheidet, eine strenge Diät zu machen, oder dass jemand bei zu vielem Essen ein paar Mal erbrochen hat und das dann in einer Krankheit mündet.

Zumeist aber sind die Ursachen für eine Erkrankung viel komplexer. Traumatische Erlebnisse können ebenso ein Auslöser sein wie ein von klein auf fragwürdiger Umgang mit Essen in der Familie. Man muss hinter die Fassade blicken wollen, um zu erkennen, was die eigentlichen Ursachen sind, die zu solch einer Erkrankung führen. Die Erkrankung ist das Symptom, aber nicht die Ursache von alledem.

Auch im eigenen Gespräch mit Betroffenen ist es enorm wichtig, möglichst urteilsfrei zu sein. Das ist nicht immer leicht, denn ohne Zweifel sind wir Menschen so veranlagt, dass wir – häufig unbewusst – Leute beurteilen oder sogar verurteilen. Wir beurteilen etwa die Menge an Essen, die eine Person vor unseren Augen zu sich nimmt. Wir denken beim Gang zur Toilette, dass sich die Person nun bestimmt wieder übergibt. Wir interpretieren bei jemandem, der an Übergewicht leidet, dass dieser Adipositas hat. Mein Bestreben war und ist es, das nicht zu tun, und ich halte dies für einen der besten Wege im Umgang mit erkrankten Menschen.

Das gilt beim Thema Essstörung beispielsweise besonders für Rückfälle, egal in welcher Form. Rückfälle passieren; sie sind kein Rückschritt und kein Zeichen für Versagen. Sie hängen aber in den meisten Fällen mit viel Scham zusammen. Diese gilt es nicht zu verstärken, sondern den Betroffenen mit Liebe und Barmherzigkeit zu begegnen. Wenn ich meinem Gegenüber zeige, dass ich ihn nicht verurteile, sondern einen mitfühlenden Blick habe, hilft das, über genau diese schweren Momente zu sprechen und vielleicht sogar den eigenen Blick auf diesen Rückfall oder die Erkrankung ganz generell zu verändern.

Ratschläge

Außerdem habe ich mir im Umgang mit Betroffenen angewöhnt, sehr wenige bis keine Ratschläge zu geben, denn Ratschläge können vom Gegenüber wie Schläge empfunden werden. Wir ertappen uns oft bei dem Gedanken, die Lösung doch zu kennen. Aber meine gedachte Lösung muss nicht die passende für die andere Person sein.

Sehr viel hilfreicher ist es, gemeinsam mit dem oder der Betroffenen zu versuchen, einen Weg aus dem konkreten Problem heraus zu erarbeiten, ohne Lösungen anzubieten. Ein wichtiges Tool dafür sind Fragen, die ich stelle. Wenn ich etwa den Eindruck habe, dass jemand in eine Behandlung gehen soll, so spreche ich das nicht aus. Stattdessen frage ich, was die Person denkt, was oder wer für sie eine Hilfe sein kann.

Vor allem nach einer längeren Zeit der Begleitung kommt es meist irgendwann zu dem Punkt, an dem wir mutiger sein dürfen, Dinge auszusprechen oder zu beurteilen – solange die andere Seite das zulässt! Entscheidend ist, dass wir dem anderen dabei spiegeln, dass das die eigene subjektive Meinung ist. Das ist oft ein schmaler Grat, dem anderen dabei nicht trotzdem das Gefühl zu geben, ihn oder sie zu verurteilen.

Hinter das Symptom blicken

Für die Begleitung von Menschen mit Essstörungen ist es wichtig, verstehen zu wollen, warum die betroffene Person überhaupt erkrankt ist. Wir sollten schauen, was hinter dem Symptom der

Essstörung steckt und was die Auslöser waren, anstatt nur das oberflächliche oder augenscheinliche Symptom zu bekämpfen.

In unserer Gesellschaft geht es viel zu oft ums Essen, um die Figur und um Bewertungen, nicht zuletzt in den sozialen Medien. Dabei wird häufig übersehen, dass Traumata eine Ursache für eine Essstörung sein können und dass die Essstörung für die Betroffenen eine Überlebensstrategie, ein Weg ist, mit dem Trauma umzugehen. Dieser Weg bietet den Betroffenen zunächst Sicherheit und Schutz oder lenkt vom eigentlichen Problem ab. Dennoch ist es ein ungesunder Weg, der natürlich nicht zur Heilung und Traumabewältigung führt.

Die Erkrankung kann auch ein Ausdruck dafür sein, dass sich der Betroffene nach Wahrgenommenwerden und Aufmerksamkeit sehnt. Allerdings ist dies meiner Erfahrung nach häufig nicht der Auslöser, sondern ein weiteres Symptom für ein tiefer liegendes Problem. Dies zu erkennen, ist sowohl für den Begleiter wichtig wie auch für die erkrankte Person selbst. Sie sollte verstehen, warum sie dieses Symptom benutzt und warum das kein guter Weg ist, Beachtung zu erhalten. Sie sollte bereit sein, an den eigentlichen Ursachen zu arbeiten und Wege zu finden, im positiven Sinne von anderen wahrgenommen zu werden. Nicht selten kommen Helfende ohne fachliche Ausbildung bei solchen und ähnlichen Fällen an ihre Grenze, da hier viel seelsorgerliche oder therapeutische Erfahrung notwendig ist.

Überforderung

Wenn du als Helfer an den Punkt gekommen bist, an dem du dich überfordert fühlst, weil der Betroffene dir Dinge berichtet, die du nicht verkraftest, mit denen du nicht umgehen kannst oder bei denen du nicht mehr weiterweißt, dann darf das so sein und ist nichts Ungewöhnliches (wie ich aus Erfahrung weiß).

Für dich wird es dann wichtig sein, dem Betroffenen aufzuzeigen, dass deine Kapazitäten und Grenzen erreicht sind. Zum einen, weil der betroffenen Person nicht geholfen ist, wenn du nicht weiterweißt; zum anderen, weil es generell nicht gut ist, wenn du der alleinige Geheimnisträger bist. Vielmehr sollte diese Sorge auf mehrere Schultern verteilt sein. Die eigene Überforderung zu erkennen, heißt auch, die eigenen Grenzen zu kennen und damit gesund umzugehen. Es ist somit ein Zeichen von Stärke und nicht von Schwäche.

So könnte der nächste Schritt sein, professionelle Begleiter dazuzuholen, die ein ganz anderes Hintergrundwissen und mehr Erfahrung haben. Vielleicht gibt es auch in deinem christlichen Umfeld jemanden, der mit Einverständnis der betroffenen Person hinzugezogen werden kann. Es kann aber auch für dich selbst wichtig sein, einen Austauschpartner zu haben. Die Identität der betroffenen Person soll dabei verdeckt bleiben.

Dir als Helfer wünsche ich, dass du mit dem dir entgegengebrachten Vertrauen gut umgehen kannst. Du darfst dich als ein Teil sehen, der dazu beiträgt, dass eine Person mit einer Essstörung gesunden kann.

Jens Diefenbacher

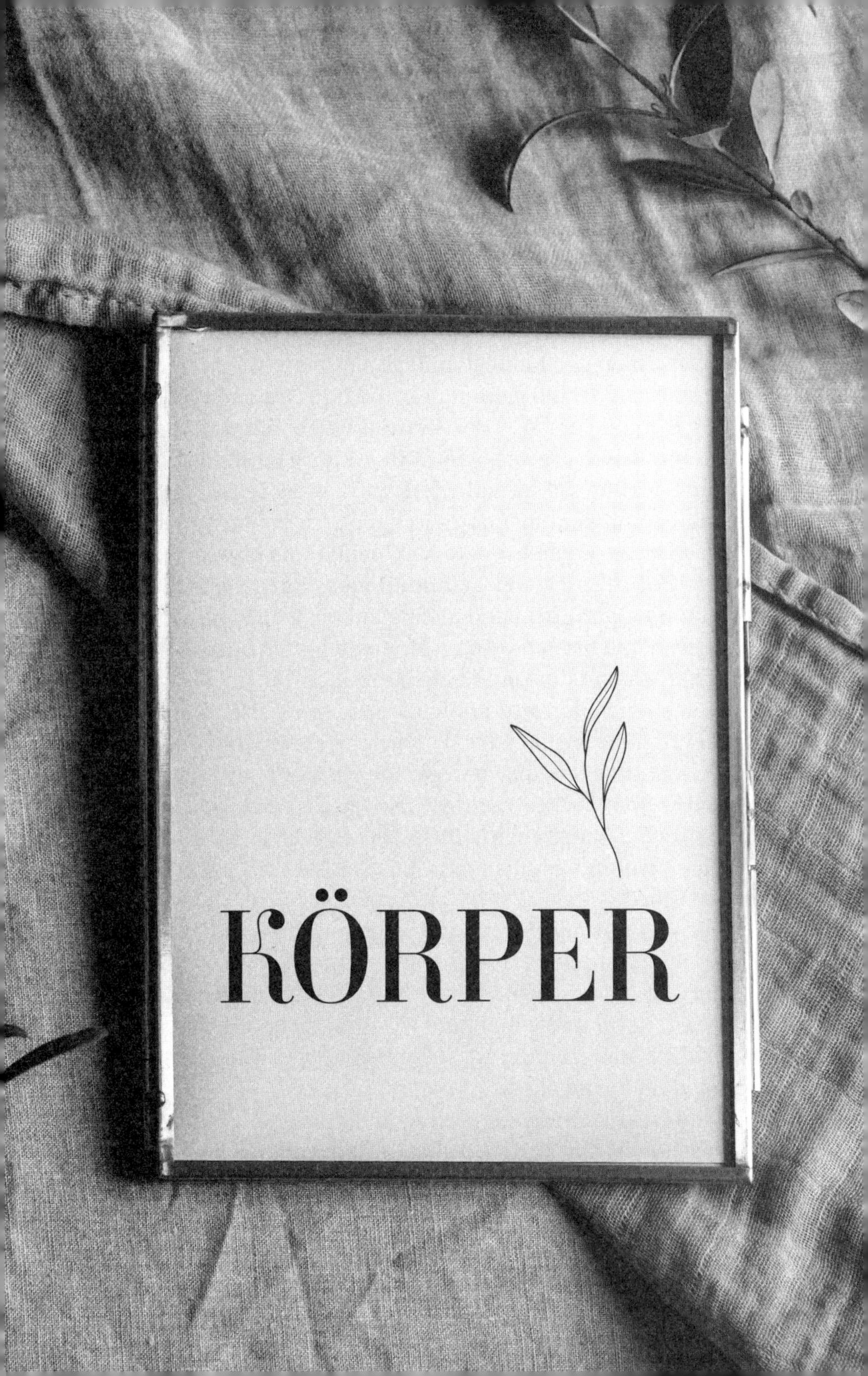
KÖRPER

BODYSHAMING

Wenn dein Körper zur Zielscheibe wird

Es war einer der heißesten Tage im letzten Sommer. Ich hatte mir spontan Urlaub genommen und fuhr mit einer Freundin und ihrer Familie zum See. Bei 35 Grad wollte ich den Tag lieber im oder am Wasser verbringen, statt im Büro zu sitzen. Am See war es im Schatten gut auszuhalten, wir hatten Zeit zu lesen, zu entspannen und kühlten uns zwischendurch im Wasser ab.

Nach einer Weile breitete sich neben uns eine Gruppe älterer Menschen aus. Ich war gerade in mein Buch vertieft, als meine Freundin sagte: „Ich kann nicht glauben, worüber sie reden!" Ich sah hoch und brauchte einen Moment, bis ich begriff, dass sie mit mir sprach und die Leute neben uns meinte.

„Guckt euch den mal an! Ich würde mich schämen, so rauszugehen!", hörte ich eine der Damen jetzt sagen. Ich folgte ihren Blicken Richtung See, aus dem gerade ein Mann mit seinem Kumpel kam. Er war übergewichtig. *Das* war es, worüber sie sprachen. „Wenn ich so aussehen würde wie er, würde ich alle Spiegel in meiner Wohnung abhängen, sonst müsste ich kotzen, wenn ich mich sehe!"

Mir wurde schlecht. „So rauszugehen" hieß in diesem Fall: Da war ein Mann, der es wagte, mit „dieser Figur" in Badehose an einem See zu sein, weil er bei 35 Grad eine Erfrischung brauchte. Ihr Reden war so ekelhaft und ich kämpfte innerlich damit, etwas zu sagen oder zumindest aufzustehen und mit unseren Sachen woanders hinzugehen.

Dann sah ich meine Freundin an und sagte: „Weißt du, das ist fast schon lustig, weil sie selbst doch auch nicht perfekt sind. Die eine hat kein Gebiss mehr, der andere hat einen dicken Bauch, und es gibt genug Leute, die ebenfalls urteilen und der Meinung sind, dass die älteren Damen es sich nicht erlauben können, einen Bikini zu tragen. Was stimmt also nicht mit den Leuten?"

Am liebsten hätte ich die Senioren gefragt, ob sie finden, dass ich auch alle Spiegel in der Wohnung abhängen sollte oder wo da für sie persönlich die Grenze wäre. Am liebsten wäre ich auch zu dem jungen Mann gegangen, über den sich die Senioren ausgelassen hatten, und hätte ihm gesagt: „Hör nie auf, an den See zu gehen, wenn dir danach ist!" Aber er hatte ihre verurteilenden Worte aus der Ferne zum Glück nicht mitbekommen.

Am Ende habe ich alle Worte heruntergeschluckt und nichts gesagt, weil meine Freundin eine Tochter im Teenageralter hat und ich nicht wollte, dass sie solche Gespräche hört und verunsichert wird. Aber mein Ärger über diese Leute blieb auch abends noch, als ich längst wieder zu Hause war. Ich ärgerte mich auch über mich selbst, weil ich doch gern etwas gesagt und den Leuten gezeigt hätte, dass ihr Verhalten nicht in Ordnung ist, anstatt zu schweigen.

Solche Lästereien und abschätzigen Kommentare sind keine Ausnahmen, kein Unfall und schon gar kein Zufall. Ich kenne das schon mein ganzes Leben, weshalb mich solche Situationen nicht mehr überraschen. Dennoch machen sie mich wütend. Wieso denken Menschen so oft, dass sie das Recht haben, andere Körper zu beurteilen oder anderen Menschen ungefragt Tipps zu geben?

Ich bekomme in regelmäßigen Abständen bei Social Media Nachrichten von Menschen, die anderen dabei helfen, ihren Körper zu „optimieren". Das hat nichts mit Charakterstärkung, Persönlichkeitsentwicklung oder dem Finden deiner Berufung zu tun, sondern dreht sich vor allem um Ernährungsumstellung und Sport, das volle Programm. Was als total wertschätzende Hilfe verkauft wird, ist vor allem eines: übergriffig.

Diese Personen schreiben wildfremde Menschen an, von denen sie lediglich ein Profilbild oder maximal ihre Posts sehen, ohne ihre Geschichte zu kennen, ohne zu wissen, wie ihr Lebensstil ist, und bieten ihnen an, ihnen beim Abnehmen zu helfen. Wer sagt denn, dass jeder dieser Menschen abnehmen muss, soll oder überhaupt will?

Stell dir vor, ich würde fremden Menschen private Nachrichten schreiben und sagen: „Hey, ich bin Rebekka. Ich würde dir total gerne dabei helfen, Kleidung zu finden, die dir steht." Wer von uns würde nicht den Kopf darüber schütteln und das grenzüberschreitend finden? Denn wie anmaßend wäre es von mir, anderen nicht nur zu sagen, dass ich ihren Farb- und Kleidungsstil nicht mag, sondern gleichzeitig zu kommunizieren, dass sie dringend Hilfe brauchen, weil er falsch ist?

Komisch, dass manche es aber für völlig legitim halten, anderen Diättipps zu geben, oder denken, dass sie die Körper von anderen bewerten und beurteilen dürfen. Ohne die Geschichte ihres Gegenübers zu kennen, ohne zu wissen, welchen Weg die Person schon gegangen ist und welche Themen sie wirklich beschäftigen. Wenn sie dick sind, bekommen sie es offenbar allein nicht hin, oder? Dann wird man jawohl noch helfen dürfen, ist doch nur zu ihrem Besten!

Mit mehr Aufklärung zu mehr Sensibilität

In den letzten Jahren gibt es immer mehr Menschen, die bei Social Media, in Podcasts oder Büchern auf genau solche Dinge aufmerksam machen. Sie klären über Bodyshaming, Gewichtsstigmatisierung, Diskriminierung und die Diätkultur unserer Gesellschaft auf, sensibilisieren und weisen deutlich auf das hin, was schiefläuft. Dabei klären sie auch über Missstände und Vorurteile auf.

Da ist eine junge Frau, die bei Instagram teilt, welche Nachrichten sie bekommt. Zeigt sie ein Foto von ihrem Mittagessen, schreiben ihr die Leute: „Es ist wirklich kein Wunder, dass du so dick bist, wenn du ständig so ungesund isst!" Teilt sie aber ein Foto von einem Salat, bekommt sie Nachrichten, in denen steht: „Würdest du wirklich so gesund essen, würdest du nicht so aussehen. Das, was du hier teilst, ist nicht authentisch!" Sie spiegelt ihren Followern, wie Gewichtsstigmatisierung in ihrem Alltag aussieht. Wenn ich das lese, wundere ich mich überhaupt nicht, dass sich viele Menschen mit Übergewicht nicht trauen, in der Öffentlichkeit zu essen.

„Für deine Figur hast du aber ein wirklich hübsches Gesicht!" Solche Aussagen nennt man „backhanded compliment". Das, was wie ein Kompliment aussieht, ist eigentlich keins, sondern eine Beleidigung oder Abwertung.

Über genau solche Phänomene wie diese negativen Komplimente, über Situationen wie die am See und über übergriffige Nachrichten und Bemerkungen schreibt Julia Kremer in ihrem Buch „Respect your Size". Dabei erzählt sie sehr offen von ihren eigenen Erfahrungen. Davon, wie ihr Kinderarzt ihr als 12-jährigem Mädchen sagte, dass sie dringend abnehmen müsse, weil sie später sonst keinen Mann bekommen würde. Sie erzählt von Dating-Erfahrungen und wie sie Männer kennengelernt hat, die zwar eine Beziehung mit ihr wollten, aber nur heimlich, weil es ihnen peinlich war, sie mit „ihrer Figur" ihren Freunden vorzustellen.

Das Buch war zwischendurch harter Tobak für mich, sodass ich immer wieder eine Pause vom Lesen brauchte – weil es so gemein, unfair und verletzend ist, was die Autorin ihr Leben lang erlebt hat. Aber auch, weil ich so vieles davon so gut nachvollziehen konnte und merkte, wie sehr es Bücher wie dieses braucht. Nicht, um mit dem Finger auf irgendwen zu zeigen oder um jemanden anzuprangern, sondern um aufzuklären und zu sensibilisieren und darüber zu reden, wie anders das Leben für Menschen mit mehr Gewicht oft ist. Wobei ich an dieser Stelle deutlich sagen will, dass nicht nur Menschen mit Mehrgewicht Bodyshaming erleben – das betrifft genauso gut sehr schlanke Menschen oder andere, die in irgendeiner Art und Weise aus der „Norm" fallen, die sich übergriffige Kommentare, Beleidigungen und gut gemeinte Ratschläge zu ihrem Körper anhören müssen.

Es gibt immer mehr Fälle von Menschen mit Übergewicht, häufig Frauen, die falsche oder keine Diagnosen beim Arzt erhalten, weil dieser ihre Beschwerden nicht ernst nimmt. Ein erster Blick vom Arzt und sein „medizinischer" Rat ist: „Machen Sie mehr Sport und essen Sie weniger, dann wird das schon!" Ohne zu fragen, wie das Essverhalten ist, wie viel und welchen Sport die Patienten treiben, wird die Schublade von Vorurteilen aufgemacht. Das Fatale dabei: Die Berichte von Menschen, bei denen dadurch lebensbedrohliche Erkrankungen zu spät erkannt wurden, häufen sich. Das ist grob fahrlässig! Aufklärung und ein ganzheitlicheres Denken könnten die Zahl solcher Vorfälle mindern.

Wir leben in einer Gesellschaft, in der uns seit Jahrzehnten durch Frauenzeitschriften, Werbung und Co. vermittelt wird, wie unsere Körper auszusehen haben. Wir lernen schon als Kinder, dass dünn zu sein besser ist. Auch in der Medizin wird noch viel zu häufig allein der BMI (Body-Mass-Index) als Richtwert genommen, um zu bestimmen, ob jemand unter-, normal- oder übergewichtig ist. Das betrifft leider auch noch viele Kliniken, die Menschen mit Essstörungen behandeln. Gerade in diesem Rahmen würde ich mir wünschen, dass die Behandlungskonzepte dort viel individueller und deutlich mehr an aktuelle Wissensstände und Forschungserkenntnisse angepasst würden.

Wusstest du, dass der BMI nie zur Definition von Gesundheit gedacht war? Der belgische Mathematiker Adolphe Quetelet nahm die Maße von 6000 schottischen Soldaten, um herauszufinden, ob es eine mathematische Formel gibt, die einen Mittelwert der Körper dieser Männer berechnen kann. Es ging um weiße männliche Soldaten und nicht darum zu sagen, ab wann jemand in welcher Gewichtsklasse ist!

Der BMI sagt nichts über unsere Knochen, Muskeln, Wasser im Körper oder Blutwerte aus. Und doch drehen sich Diäten und Ernährungsumstellungen immer noch vor allem um Zahlen – sei es die Zahl auf der Waage, der Umfang verschiedener Körperteile, der BMI-Wert oder Kalorien. Dabei wird allerdings viel zu oft missachtet, dass jeder Körper ein anderes Soll-Gewicht, einen sogenannten Setpoint, hat und unterschiedlich auf verschiedene Faktoren wie Schlaf, Erholung, Bewegung und Energiezufuhr durch Nahrungsaufnahme reagiert. Wir könnten alle das Gleiche essen und trinken und würden dennoch anders aussehen – weil unsere Körper individuell sind, und das ist doch eigentlich was Gutes, oder nicht?

Was bedeutet das unterm Strich? Wir folgen noch immer verschiedenen Diäten in der Hoffnung, endlich unser Wunschgewicht zu erreichen, in der Annahme, dass wir dann glücklicher sind, und in dem Glauben, dass wir nur dann wertvoll und erfolgreich sind, wenn wir dem Ideal entsprechen. Aber ernsthaft: Kennst du irgendeine Person, die nur eine einzige Diät in ihrem Leben gemacht hat? Jemand, dem eine einzelne Ernährungsumstellung reichte, und das Leben war für immer ein anderes? Genau, ich auch nicht!

Der Kreislauf aus Diäten ist gemein, denn Werbung und Marketing der Diätindustrie sagen dir nicht, dass mehr als zwei Drittel aller Menschen nach einer Diät wieder zunehmen bzw. nach wenigen Jahren sogar mehr wiegen als vor der Diät. Vielleicht ist es gerade deshalb so wertvoll, dass es immer mehr Ernährungsberater, Wissenschaftler und Therapeuten gibt, die gewichtsneutral arbeiten und Gesundheit bzw. Gesundheitsförderung über Körpergewicht und Gewichtsverlust stellen. Denn: Gesundheit lässt sich durch gesundheitsförderndes Verhalten verbessern, und das kann ganz individuell aussehen – unabhängig vom Körpergewicht.

Dennoch wächst die Zahl von Betroffenen von Essstörungen weiter. Alleine in den USA sind Essstörungen laut der Organisation NEDA die zweithäufigste Todesursache aller psychischen Erkrankungen.

Was also tun?

Es wäre schön zu denken, dass das alles nur „die anderen" betrifft. Zum einen, weil das bei uns doch bestimmt oder hoffentlich anders laufen könnte, und zum anderen, weil das bei Christen sicher nicht passiert mit diesem Bodyshaming, oder? Aber all das betrifft auch uns. Wenn du selbst von einer Essstörung betroffen bist, dann erzähle ich dir hier sicher nichts Neues.

Falls du aber tatsächlich noch keinen solchen Moment von Bodyshaming oder Gewichtsdiskriminierung erlebt hast, dann will ich dir sagen, dass es dafür nicht immer der fiese Kommentar sein muss, der über die Straße oder durchs Schwimmbad gerufen wird. Es braucht für diskriminierendes Verhalten und Abwertung von Menschen nicht die ganz offensichtlichen Situationen – und das gilt für jede Form von Diskriminierung, egal ob es um Körperform, Hautfarbe, Geschlecht, Sexualität oder irgendetwas anderes geht. Manchmal ist es die unbewusste verletzende Bemerkung der Tante oder das Verhalten der Nachbarn. Es können die Vorurteile der Freundin in deiner Gemeinde sein, obwohl du im kirchlichen Umfeld etwas anderes erwartet hättest.

Wir sind so schnell dabei, uns selbst und andere zu verurteilen oder zu beurteilen, seien es merkwürdige Charaktereigenschaften oder Körpermerkmale (und an dieser Stelle predige ich zuerst zu mir selbst!). Wie schnell setzt sich so ein Satz wie der des Kinderarztes in uns fest und prägt Glaubenssätze, die wir als Erwachsene mühsam wieder lösen müssen? Was glaubst du, wie viele Menschen sich nach dem Erleben von Mobbing oder Bodyshaming zehnmal überlegen, ob sie an einem heißen Tag ins Freibad fahren – und wie viele von ihnen am Ende daheimbleiben, weil sie sich für ihren Körper schämen?

Eine Freundin erzählte mir vor Kurzem, dass sie sich beim Einkaufen im Supermarkt schuldig gefühlt hat: „Ich hätte am Kassenband am liebsten allen um mich herum zugerufen, dass ich die gesunden Sachen schon zu Hause habe und nur noch diese Lebensmittel fehlten“, sagte sie und meinte dann, dass sie selber wüsste, wie verrückt das scheint. Und dennoch hatte sie das Bedürfnis, sich vor Fremden für ihre Einkäufe zu rechtfertigen. Ist doch krass, wie sehr all das in unseren Köpfen verankert ist, oder?

Ich glaube, dass uns oft nicht bewusst ist, wie viele unserer Handlungen und Gedanken, Aussagen und Entscheidungen von dem beeinflusst sind, was wir hören oder sehen und was uns prägt. Und das ist eben oft das Bild, das die Gesellschaft schon lange vermittelt. Männer sollen sportlich sein und Karriere machen, attraktiv und leistungsstark sein. Frauen sollen ebenfalls beruflich erfolgreich sein, das mit der Familie unter einen Hut kriegen, ehrenamtlich engagiert und gleichzeitig aber bitte auch sportlich und schlank sein. Klingt nicht nur anstrengend, ist auch nicht hilfreich.

Ich wünsche mir, dass wir sensibler und mitfühlender werden – anderen, aber auch uns selbst gegenüber. Dass wir uns und andere mit dem liebevollen Blick sehen, mit dem Jesus uns ansieht, und dass Gnade für uns und andere unser Handeln bestimmt. Das würde uns so viele Verletzungen ersparen und stattdessen so viel Heilung bringen. Wie viel mehr Freiheit würden wir erleben, wenn wir die Stigmatisierung und die Vorurteile fallen lassen könnten?

Und ich wünsche mir, dass wir noch mehr für uns und andere einstehen. Das nächste Mal am See möchte ich laut werden, weil das, was da passiert ist, ungerecht und falsch war. Und weil ich aus eigener Erfahrung weiß, wie wertvoll es ist, wenn jemand für mich einsteht und nicht zulässt, dass verletzende Kommentare einfach schweigend hingenommen werden. Wir können einen Unterschied machen und der beginnt damit, dass wir uns mit manchen Themen mehr auseinandersetzen, auch wenn wir nicht direkt davon betroffen sind, einander zuhören und die Schublade mit den Vorurteilen wegschmeißen. Könnte gut werden!

Rebekka

Was du lieber nicht sagen solltest

Es gibt viele Sätze, die Menschen mit Essstörungen immer wieder hören. Von ein paar von ihnen hast du in diesem Buch schon gelesen. Viele davon sind nicht einmal böse, sondern vielleicht sogar als Kompliment gemeint oder zeigen schlicht Unbeholfenheit.

Solche Sätze sind zum Beispiel:

- Du musst nur vernünftig essen.
- Hast du zugenommen?
- Wenigstens hast du ein hübsches Gesicht.
- Wie wäre es mal mit mehr Sport?
- Du hungerst dich noch zu Tode.
- Kein Wunder, dass du keinen Freund kriegst, so wie du aussiehst!
- Iss einfach weniger Fast Food.
- Du bist mutig, so rumzulaufen, ich würde mich das nicht trauen mit deiner Figur.
- Wow, hast du abgenommen? Du siehst hübsch aus!
- Wenn ich so dick wäre wie du, würde ich mich umbringen.
- Bist du sicher, dass du nicht magersüchtig bist?
- So wie du aussiehst, kannst du nicht gesund sein!

Die Liste können Betroffene beliebig weiterführen. Manches davon ist zutiefst verletzend und richtet großen Schaden an. Deshalb: Lasst uns aufhören, die Körper anderer Menschen zu bewerten. Dazu gehören auch ungefragte positive Kommentare über Gewichtsabnahme. Weil Gewichtsabnahme nicht immer gut und eine Zunahme nicht automatisch schlecht ist.

Wenn deine Motivation, etwas zu sagen, Sorge um dein Gegenüber ist, könntest du stattdessen sagen: „Ich mache mir Sorgen um dich, weil du so viel abgenommen hast. Ist alles okay bei dir?" Damit schaffst du einen Rahmen, in dem ein Gespräch möglich ist und sich dein Gegenüber öffnen kann.

Andere Körper und Körpergewicht zu kommentieren, ist und bleibt übergriffig. Es gibt so viele Möglichkeiten, wertschätzende und ermutigende Komplimente zu verteilen. Das sollten wir üben. Denn du weißt nie, wie die Geschichte eines Menschen tatsächlich aussieht und welche Macht deine Worte haben.

MIT SPORT GEGEN DEN EIGENEN KÖRPER

Annas Geschichte

Seit ich fünf Jahre alt war, ging ich in den Schwimmverein und nahm auch bald schon an Wettkämpfen teil. Über die Jahre betrieb ich den Sport sehr intensiv, magerte immer mehr ab (wie meine Eltern feststellten), und auch meiner Gesundheit schien die Intensität des Sportes nicht gutzutun. Ein Indiz dafür waren regelmäßige Mittelohrentzündungen, wodurch ich immer wieder viele Trainings verpasste. Bei den folgenden Wettkämpfen schloss ich immer schlechter ab bzw. wurde gar nicht mehr eingeladen, sodass ich das Leistungsschwimmen irgendwann aufgab.

Bislang hatte ich essen können, was und so viel ich wollte, ohne zuzunehmen. Nach ein paar Monaten ohne das intensive Schwimmtraining machte sich an meinem Körper bzw. vor allem an meinem Bauch eine Veränderung bemerkbar. Eine Freundin meinte zu mir: „Du siehst aus, als seist du schwanger, du nimmst ja nur unterhalb des Bauchnabels an Speck zu!" Das gefiel mir gar nicht, also meldete ich mich im Fitnessstudio an, das ich von da an so gut wie jeden Tag nach der Schule besuchte. Nach dem Fitnesstraining ging ich meist noch schwimmen, weil es mir nach wie vor Spaß machte.

Durch den Kraftsport hatte ich mehr Hunger und gab diesem vorerst nach, merkte dann aber, dass ich dadurch eher zu- als abnahm. Also begann ich, an manchen Tagen nichts zu essen. Allerdings waren der Hunger und das Bedürfnis nach Essen so groß, dass ich an anderen Tagen wiederum endlos viel aß.

Mit der Zeit probierte ich Diäten aus, um dem steigenden Gewicht entgegenzuwirken, denn der Sport schien nicht die gewünschten Erfolge zu bringen. Aber auch da war das Bedürfnis nach Essen größer – ich konnte keine Diät mehr als ein paar Tage durchhalten. Dann bekam ich wieder Essattacken, um anschließend erschöpft zum Sport zu gehen, um die zu mir genommenen Kalorien wieder zu verbrennen.

Diese Schleife betrieb ich immer weiter, bis ich nach dem Abi für ein Dreivierteljahr nach Australien ging. Dort war ich erst als Au-pair tätig und reiste dann mit einer Freundin durchs Land, um zum Schluss noch mal für ein paar Wochen zu meiner Au-pair-Familie zurückzukehren. In dieser Zeit als Au-pair war ich so damit beschäftigt, mich um die vier Kinder und den Haushalt zu kümmern, dass ich das Essen oft vergaß oder einfach nicht dazu kam.

Während wir durch das Land reisten, hatten wir immer nur so viel zu essen, wie wir auch brauchten. Durch all die Aufregung, die Umgebung, die Kultur und die vielen neuen Eindrücke war ich so abgelenkt, dass ich nicht übers Essen nachdachte und auch keinen Sport machte. Trotzdem nahm ich ab, sodass ich kurzzeitig auch zufrieden mit mir und meinem Körper war.

Als ich nach den Reisen jedoch ein zweites Mal bei meiner Au-pair-Familie einzog, war es, als hätte jemand den Schalter umgelegt. Wie aus dem Nichts kehrten meine Essattacken zurück und ich fing an, frühmorgens, noch bevor die Kinder wach wurden, laufen zu gehen und abends noch ein Work-out zu machen. Heute weiß ich, dass dahinter die Angst steckte, nicht schlank genug nach Deutschland zurückzukehren, dort wieder in alte Muster zu verfallen und an Gewicht zuzunehmen. Um das zu verhindern, musste ich unbedingt fit sein, wenn ich wieder heimkam.

Zurück in Deutschland hatte ich noch ein gutes halbes Jahr, bevor mein Studium begann. In dieser Zeit zog ich noch mal bei meinen Eltern ein. Sofort versuchte ich, meine Tage von morgens bis abends durchzutakten, um bloß keine Lücken für Essattacken zu lassen. Unter der Woche funktionierte das zunächst auch super, nur am Wochenende eskalierte es jedes Mal, sodass ich mich nach wenigen Wochen wieder im Fitnessstudio anmeldete.

Und plötzlich war alles wieder wie vor dem Trip nach Australien, nur dass ich nicht mehr zur Schule ging, sondern ehrenamtlich Flüchtlinge im Kleinkindalter und in der weiterführenden Schule unterstützte.

Mit dem Start der Uni zog ich mit meiner Schwester in unsere erste Wohnung. Bei jedem Wetter und egal wohin es ging, nahm ich das Fahrrad und versuchte vor Uni oder Arbeit noch schwimmen zu gehen. Abends schwitzte ich für ein paar Stunden im Fitnessstudio. Das alles, um den Fressattacken entgegenzuwirken, die ich inzwischen nicht mehr unter Kontrolle hatte. Im Umkehrschluss bedeutete das für mich: mehr essen gleich mehr Sport.

Während es mir früher Spaß gemacht hatte, Sport zu treiben, wurde er nun zum Zwang. Ich *musste* ihm nachgehen, um nicht dicker zu werden. Das Essen und die Intensität der Essattacken konnte ich nicht gut kontrollieren, aber was ich kontrollieren konnte, war mein tägliches Sportpensum. Also steigerte ich meine Sporteinheiten – abhängig davon, für wie dick ich mich hielt, aber vor allem nach dem Maß an Essen, das ich zu mir genommen hatte. So verging kein Tag, an dem ich mich nicht für mehrere Stunden im Fitnessstudio oder Schwimmbad verausgabte.

Ich werde nie vergessen, wie ich Urlaub mit Freunden machte und mir extra einen Wecker stellte, um vor allen anderen noch eine Runde laufen zu gehen und ein Work-out zu machen. Abends, während alle schon schliefen, schlich ich mich dann noch mal raus, um ein weiteres Work-out zu absolvieren. Ich dachte, meinen Freunden würde das alles nicht auffallen.

Eines Tages war ich bei einer Freundin in London zu Besuch. Normalerweise verbrachten wir unsere Zeit entspannt und waren kreativ. Das war an sich eine erfrischende Abwechslung, machte mir aber gleichzeitig Angst, weil ich in dieser Zeit keinen Sport trieb. Doch als ich diesmal bei ihr ankam, meinte sie sofort: „Anna, ich weiß ja, wie wichtig dir Sport ist. Ich habe mir überlegt, dass wir heute im Olympiabecken schwimmen gehen und mit dem Rad hinfahren. Und für die nächsten Tage habe ich auch eine ausführliche Radtour für uns rausgesucht, weil ich ja weiß, dass du nicht so gerne rumsitzt."

In diesem Moment wurde mir bewusst, wie stark mich der Sport in meinem Alltag einschränkte. Es machte mich traurig, dass Freunde das Gefühl hatten, ihr Programm nach meinem Sportzwang ausrichten zu müssen. Ich wusste, so konnte es eigentlich nicht weitergehen. Es sollte doch möglich sein, ein Wochenende gemütlich zu basteln, ohne Sport zu treiben.

Der Sport selbst war ein ständiger Kampf für mich. Nicht nur, dass es unendlich viel Kraft und Zeit kostete, täglich für mehrere Stunden in Bewegung zu sein. Nein, es bedeutete auch jedes Mal eine große Überwindung, mich meinem äußeren Erscheinungsbild zu stellen. Ich liebte es zu schwimmen, aber der Weg ins Becken war immer mit viel Scham und Angst verbunden. Während ich im Badeanzug von der Dusche zum Becken lief, schämte ich mich für meinen Bauch und meine Beine, die nicht so aussahen, wie ich es mir wünschte. Im Fitnessstudio betrachtete ich immer nur die anderen Frauen, die so wunderbar schlank waren und tragen konnten, was sie wollten. Bei mir entschied die Zahl auf der Waage, wie weit das T-Shirt sein musste, das ich zum Sport trug.

Auch sonst hatte die Waage das Sagen, wenn es darum ging, was ich anzog, ob ich einem Treffen mit Freunden zu- oder absagte oder wie viele Sporteinheiten ich noch zu absolvieren hatte. Es war für mich undenkbar, einen Tag, geschweige denn eine ganze Woche ohne Sport zu verbringen.

Dann kam Corona. Die Schwimmbäder wurden für einige Zeit geschlossen und auch die Fitnessstudios machten zu. Ich wusste nicht, wie das werden sollte, wenn ich dort keinen Sport mehr machen konnte. Anfangs ging ich noch fast täglich laufen und machte meine Work-outs zu Hause. Dann stürzte ich beim Laufen und verletzte mir mein Knie und Handgelenk, sodass weder Laufen noch Work-outs möglich waren und ich erst mal einige Wochen ans Bett gefesselt war.

Wie sollte ich jetzt meine Essattacken ausgleichen, wie sollte ich es verhindern zuzunehmen? Gleichzeitig wurden die Essattacken dadurch erschwert, dass ich in dieser Zeit wieder bei meinen Eltern wohnte statt in meiner eigenen Wohnung, wo ich dem Essen und dem Sport unbeobachtet hatte nachgehen können.

Also blieben die Waage und das ständige Gefühl, essen zu müssen, dies aber nur ausleben zu können, wenn meine Eltern nicht da waren.

Da Sport in dieser Zeit keine Option war, versuchte ich mein Essen zu erbrechen. Das hatte ich vor Jahren schon mal probiert, allerdings ohne Erfolg. Auch dieses Mal wollte es nicht funktionieren. Ich war ratlos, beschämt und frustriert. Als ich dachte, dass nun alle Türen geschlossen waren und es nur noch schlimmer werden könnte, fing ich an, das Buch „The Ruthless Elimination of Hurry“ (deutsch: „Das Ende der Rastlosigkeit“) von John Mark Comer zu lesen.

Und während mir klar war, dass viele Menschen sehr unter Corona und den Auswirkungen litten, erlebte ich in dieser Zeit eine Form der Befreiung von all dem, was mich so unter Kontrolle hatte. Alle Verpflichtungen, denen ich zuvor nachgegangen war, waren erst mal auf Eis gelegt oder fanden online statt, wodurch sich mein Alltag von einer Woche auf die andere vollkommen entschlackte.

Plötzlich hatte ich Zeit. Zeit, in der keine Termine, keine Programmpunkte auf mich warteten und keine Erwartungen an mich geknüpft waren. Keine Treffen, bei denen ich mit Essen oder den Figuren anderer konfrontiert wurde, sondern nur eine Menge Stille, Zeit und Ruhe. Drei Komponenten, die in meinem Leben davor wenig Raum gefunden hatten.

Das war zu Beginn sehr ungewohnt für mich und ich wusste erst mal nicht so recht, was ich mit mir allein anfangen sollte. Mit der Zeit und mit Gottes Hilfe lernte ich, das Hier und Jetzt zu genießen. Ich erkannte, dass all die Hetze, all der Alltagsstress, all die Vergleiche mit anderen niemals von Gott vorgesehen waren. Gott möchte nicht, dass wir uns vergleichen, für ihn ist jeder von uns auf seine ganz eigene Art wunderschön und sein heiliger Tempel.

Erst durch das Buch von John Mark Comer konnte ich diese Wahrheit für mich wirklich annehmen. Es half mir, für mich herauszufinden, wie ich Stille und Ruhe genießen und für mich und Gott nutzen konnte. Diese kleinen Pausen, diese Momente der Stille gaben mir einen Frieden, wie ich ihn zuvor nur beim

Worship erlebt hatte. Nur dass dieser Friede jetzt nicht mehr zu gehen schien und mir bewusst machte, dass Hetze noch nie die Lösung war und nie die Lösung sein würde.

Als die Schwimmbäder und Fitnessstudios wieder öffneten, ging ich erst mal nur schwimmen – einfach, weil ich daran Freude hatte. Das Fitnessstudio ließ ich links liegen. Mit der Zeit ging ich auch wieder laufen und machte ein paar Work-outs zu Hause – aber alles, um meinem Körper etwas Gutes zu tun, und nicht, um dadurch mein Essen zu verbrennen oder zu kompensieren. Heute bin ich geheilt und gehe im Schnitt zweimal die Woche zum Sport. Weil ich Lust darauf habe und nicht, weil ich glaube, zugenommen oder zu viel gegessen zu haben.

Nicht nur mein Sportverhalten, sondern auch der Inhalt meines Reisekoffers, der in den letzten Wochen und Monaten oft verwendet wurde, zeigen mir, dass sich etwas Grundlegendes in meinem Leben verändert hat. Jetzt fragst du dich vielleicht, was mein Reisekoffer mit meinem Ess- und Sportzwang zu tun hat. Ich kann dir sagen: eine Menge! Früher beinhaltete mein Koffer, egal für wie viele Tage ich weg war, Laufschuhe, Sportkleidung und Schwimmsachen. Diese durften niemals fehlen, und wenn doch, lieh ich mir was von meinen Freundinnen oder kaufte mir etwas am Urlaubsort.

Heute enthält mein Koffer alle relevanten Klamotten für das jeweilige Wetter – im Winter zum Beispiel warme Pullis, Strumpfhosen und bequeme, aber auch schicke Outfits sowie ein paar kleine Geschenke, wenn ich Freundinnen besuche. Das war's. Keine Sportschuhe, keine Schwimmsachen, kein Sportoutfit.

Gerade war ich drei Tage bei sehr guten Freundinnen, von denen die eine vor knapp fünf Monaten ihr erstes Baby bekommen hat und die andere ihr Baby in einem Monat zur Welt bringen wird. Haben wir Sport gemacht, haben wir uns viel bewegt, haben wir auf irgendwas beim Essen verzichtet? Nein. Und habe ich mich schlecht gefühlt? Hat mir etwas gefehlt oder war ich versucht, früher aufzustehen oder länger wach zu bleiben, um Sport zu machen? Nein. All das hat sich so verändert und mir mein Leben zurückgegeben. Und dafür bin ich superdankbar.

KÖRPERWAHRNEHMUNG

Zurück zum Kontakt mit dir selbst

Menschen mit Essstörungen haben häufig ein gestörtes Körperbild. Das liegt vor allem daran, dass der Körper als größter Feind gesehen wird. Wir wollen ihn loswerden oder zumindest verändern, bevor wir überhaupt nur darüber nachdenken, ihn zu akzeptieren. Mit fünfzehn Kilo weniger? Ja, da würde die Selbstliebe vielleicht leichter fallen. Mit mehr Muskeln auch. Ist doch klar, dass wir ihn so, wie er ist, nur ablehnen können! So oder so ähnlich sehen die Gedanken vieler Betroffener aus.

Eine gestörte Körperwahrnehmung kann verschiedene Ursachen haben. Dazu zählen:

- Diät-Talks, gesellschaftliche Anforderungen, Kommentare des Umfelds: Wenn dir Menschen über einen langen Zeitraum erzählen, egal ob in den Medien oder in deinem engsten Umfeld, dass dein Körper nicht okay ist, ist es nur logisch, dass du anfängst, das zu glauben.
- Körpersignale wurden zu lange ignoriert – vielleicht weil du sie als falsch empfunden hast oder sie dir nicht erlauben wolltest. Ich habe zum Beispiel über einen langen Zeitraum zwar bemerkt, wenn mein Körper gesagt hat, dass er durstig ist oder friert (wenn auch verzögert), habe das aber oft ignoriert. Ich dachte, solange mein Körper so „verkehrt" ist und sich nicht ändert, hat er es nicht anders verdient, als zu frieren, oder muss eben ein bisschen warten, bis ich mir ein Glas Wasser hole. Ich dachte: „Ja, dann frier halt, ich zieh keine Jacke an, du bist selbst schuld!" Ach ja? Woran denn? Es war, als wolle ich meinen Körper auf perfide Weise bestrafen oder erziehen. Viel zu lange habe ich nicht gemerkt, wie krass ich innerlich mit mir selbst gesprochen und wie schlecht ich meinen Körper behan-

delt habe, nur weil ich Sätze von meinem Umfeld so verinnerlicht hatte.

- Ein weiterer Grund dafür, dass du den Kontakt zu deinem Körper verloren hast, kann Trauma sein. Denn das ist ein wesentliches Kennzeichen von Traumatisierung.
- Es kann aber auch sein, dass du nie gelernt hast, die Bedürfnisse und Signale deines Körpers wahrzunehmen und ihnen auf gesunde Weise zu begegnen. Dann gilt es, diese ganz neu zu lernen.

Unsere Körperwahrnehmung leidet infolge der Essstörung. Egal was der Grund dafür ist: Wir müssen mit unserem Körper wieder in Kontakt kommen, um zu spüren, was wir brauchen, und dem liebevoll nachgehen zu können.

Wie du Körperwahrnehmung (wieder) lernen kannst

Mir haben oft Übungen geholfen, die mir Therapeutinnen gezeigt haben. Ein paar davon will ich dir hier vorstellen. Probiere aus, was für dich passt, und wenn du merkst, dass es dir zu viel wird, kannst du jederzeit aufhören. Es gibt weitaus mehr Übungen, die zu einer besseren Körperwahrnehmung verhelfen und dich dabei unterstützen, sensibler auf Signale zu achten. Im Internet findest du Videos, Kurse und Bücher darüber.

Spannung und Entspannung

Spanne einzelne Körperteile ein paar Sekunden lang an und entspanne sie anschließend wieder. Dafür kannst du zum Beispiel deine Hände zu Fäusten ballen. Oder du drückst die Handflächen flach vor deinem Brustkorb zehn Sekunden gegeneinander, so fest du kannst. Das hilft, sowohl die Muskelanspannung als auch die -entspannung wahrzunehmen. Das Gleiche kannst du machen, indem du die Füße oder die Zehen heranziehst und dann nach einigen Sekunden wieder löst.

Atmung

Den Atem zu beobachten, ist auch eine super Übung, weil du sie überall machen kannst. Konzentriere dich für ein paar Minuten nur auf deine Atmung. Bis wohin nimmst du dein Einatmen wahr? Kommt die Luft bis zum Hals oder spürst du sie tiefer Richtung Lunge? Merkst du, wie dein Zwerchfell sich unterhalb der Rippen weitet? Fühlt sich die Luft beim Atmen warm oder kalt an? Geht dein Atem schnell oder langsam? Hier geht es nicht um Bewertung und auch nicht um eine besondere Atemtechnik, sondern nur darum, die Wahrnehmung zu trainieren.

Körpergrenzen wahrnehmen

Wenn du merkst, dass du gestresst bist, und du das Gefühl hast, dich nicht gut spüren zu können oder dich im Raum zu verlieren, kannst du deine Arme und Beine mit den Händen abklopfen. Das hilft, Stress zu lösen, dich im Raum zu orientieren und deine eigenen Grenzen zu spüren. Du nimmst dadurch wahr, wo du aufhörst. Oder du wickelst dich fest in eine Decke ein. Das kann für dein Nervensystem wie eine feste Umarmung wirken, die den Vagusnerv beruhigt.

Wahrnehmung stärken

Wenn es dir unangenehm ist oder Angst macht, deinen Körper zu spüren, kannst du deine Wahrnehmung auch trainieren, indem du dich im Raum nach zehn Dingen umsiehst, die rund sind oder eine bestimmte Farbe haben. Zähle sie laut auf. Damit übst du, deine Aufmerksamkeit auf eine Sache zu fokussieren und bewusst wahrzunehmen, was im Hier und Jetzt geschieht.

Eigene Ideen

Ich habe irgendwann ausprobiert, wie ich die hohe Anspannung im Körper noch lösen kann. Dabei habe ich Kopfhörer auf die Ohren gepackt, meine extra dafür erstellte Playlist angemacht und angefangen, durch mein Schlafzimmer zu tanzen. Das war leicht, weil mich da keiner sah und ich im wahrsten Sinne des Wortes Raum einnehmen und Anspannung und Energie rauslassen konnte. Manchmal mache ich das mehrmals die Woche vor dem Schlafengehen. Sei mutig und probier einfach aus, was dir guttut und was nicht.

Das Ziel im Blick: Lernprozess statt Perfektion

Körperempfindungen zu benennen, ist erst einmal nichts Gefährliches, solange wir nicht dazu neigen, diese zu bewerten. Wenn heiß oder kalt, müde oder gestresst erst einmal nicht negativ sind, sondern wir diese Empfindungen lediglich wahrnehmen, hilft uns das, wieder mehr mit unserem Körper in Kontakt zu kommen. Das ist wichtig, denn auch körperlichen Hunger können wir nur dann spüren, wenn wir körperliche Empfindungen und Bedürfnisse nicht mehr wegdrücken oder betäuben.

Dieser Weg ist ein Lernprozess und nichts, was über Nacht geschieht. Wenn du auf deinem Heilungsweg zum Beispiel wieder lernen möchtest, Hunger wahrzunehmen und zu merken, wenn du satt bist, dann braucht es dafür Zeit. Vielleicht hast du bisher immer nur eine bestimmte Menge gegessen, weil das zu deinen Regeln gehörte und du dir keine Mengenabweichung erlaubt hast. Wenn du dann plötzlich merkst, dass dir diese Menge gar nicht reicht, um satt zu sein, dann dauert es ein bisschen, um herauszufinden, welche Menge stattdessen gut für dich ist, ohne dass es zu viel wird oder du danach Druck empfindest. In diesem Prozess gibt es vielleicht Tage, an denen es dir leichter fällt zu erkennen, was du brauchst, und du schneller Entscheidungen treffen kannst. Und dann wird es Tage geben, an denen du hin- und hergerissen bist und keine Ahnung hast, was dir guttun würde.

Bei mir hat das anfangs oft dazu geführt, dass ich mich umentschieden habe. Manchmal bin ich auf halber Strecke umgekehrt, weil ich merkte, dass ich doch nicht in einem Café sitzen will, sondern Ruhe und Zeit für mich brauche. Am Anfang habe ich mich über mich selbst geärgert und fand, dass das vor allem verschwendete Zeit und Benzin waren. Aber dann habe ich verstanden, dass das zu meinem Lernprozess gehört und ich dankbar dafür sein kann, schon auf der Hälfte der Strecke festzustellen, dass ich das doch nicht möchte, anstatt etwas durchzuziehen, was meinen eigenen Grenzen und Wünschen gar nicht entspricht.

Andere Male bin ich an einen schönen Ort zum Spazierengehen gefahren und habe nach hundert Metern gemerkt, dass mein Körper unfassbar erschöpft ist und ich nur hier bin, weil ich denke, dass ich mich noch bewegen *muss.* Also bin ich umgedreht und wieder heimgefahren, entgegen meiner inneren Regel. Mein Körper brauchte in dem Moment etwas anderes und das wollte ich nicht mehr ignorieren. Das ist nicht leicht, weil wir in solchen Momenten auch üben müssen, die inneren kritischen Stimmen zu sortieren und ihre Motivation zu hinterfragen, um dann eine gute Entscheidung *für* uns zu treffen. Sport und Bewegung sind gut, aber nicht immer und nicht um jeden Preis.

Ich ertappe mich auch heute noch dabei, wie ich manchmal alten Regeln folge. Dann sage ich meinem Körper, dass er sich nicht so anstellen soll, und denke, dass er so funktionieren muss, wie ich das möchte. Es ist ein Lernprozess, und wenn wir es manchmal nicht gut schaffen, alte Regeln zu enttarnen oder mit unserem Körper in Kontakt zu bleiben, dann ist das nichts, wofür wir uns bestrafen müssten (schon wieder!). Stattdessen dürfen wir mit einem Blick voller Gnade sagen: „Heute hat es nicht gut geklappt, ich schaue, was ich *jetzt* brauche, und versuche, es beim nächsten Mal besser zu machen."

Ich will dich ermutigen, deinem Körper etwas Gutes zu tun. Schätze ihn für das, was er jeden Tag leistet – egal ob mit einem heißen Bad, einem Tag Pause, einem Spaziergang, einem guten Kaffee in der Sonne oder was dir sonst noch einfällt.

Und dann lass uns bitte im Auge behalten, dass wir nicht nur unser Körper sind. Gerade in der Essstörung vergessen wir so oft, wer wir sind, weil wir nur noch darauf fokussiert sind, unseren Feind zu bekämpfen. Du bist nicht nur dein Spiegelbild. Reduziere dich also nicht auf das, was du siehst oder was andere sehen könnten. Du hast so viele gute Eigenschaften und wirst aufgrund so vieler Dinge von den Menschen in deinem Umfeld geschätzt – und das ganz unabhängig davon, ob du fünf Kilo mehr oder weniger wiegst! Also lass uns üben, unseren Körper wieder mehr wahrzunehmen, um liebevoll und gut mit ihm umzugehen, und uns gleichzeitig nicht auf ihn zu reduzieren, sondern uns als vollständigen Menschen zu sehen – mit all unseren Facetten.

Rebekka

ALKOHOL UND BULIMIE – EINE TOXISCHE ÜBERLEBENSSTRATEGIE

Ninas Geschichte

Wenn ich darüber nachdenke, wann meine Essstörung angefangen hat, dann stelle ich sehr schnell fest: Es gab nicht den einen Tag X. Es gab viele Tage und Situationen, die ich mit einem X versehen kann. Aber die Entwicklung meiner Geschichte hat sich schon sehr früh, in ganz jungen Jahren abgezeichnet – in eher unscheinbaren Situationen. In meiner Kindheit habe ich mich oft unwohl und traurig gefühlt. Als Kind lebt man ja nur diese eine Normalität und stellt absolut nichts infrage – erst recht nicht die eigenen Eltern, die man einfach nur bedingungslos liebt.

Ich komme aus einer sehr konservativ christlichen Familie. Als ich sechs Jahre alt war, kam mein Opa – ein sehr angesehener Ältester in seiner damaligen Kirchengemeinde – als Nikolaus verkleidet zu uns, um jedem von uns Kindern mitzuteilen, ob es artig oder böse gewesen war. Ich weiß noch genau, wie nervös ich in der Reihe wartete, nichts Gutes ahnend. Mir sagte der Nikolaus, dass ich mal daran arbeiten sollte, nicht mehr so viel zu „heulen". Das wäre doch wirklich nicht schön für meine Eltern! Ich erinnere mich heute noch daran, wie schuldig ich mich gefühlt habe und dachte: Du darfst nicht mehr weinen! Du bist ein schlechtes Mädchen!

Bis zur vierten Klasse war ich Bettnässerin, ebenfalls ein Umstand, aufgrund dessen ich mich „falsch" gefühlt habe. Wie gerne würde ich dem Mädchen von damals sagen, dass es für kein Kind gut ist, wenn die familiäre Atmosphäre von Alkohol, Medikamenten, Magersucht und Missbrauch geprägt ist. Und dass es für meine tief sitzende Traurigkeit durchaus berechtigte Gründe gab. Das habe ich erst Jahrzehnte später anzunehmen und zu verstehen gelernt.

Woran ich mich besonders gut erinnere, das ständige Gefühl von: Ich bin zu dick. Meine ersten Diätversuche startete ich in der Grundschule. Damals noch erfolglos. Ich klaute mir Diätzeitschriften von meiner Mutter, von deren Covern mir hübsche blonde Frauen entgegenlächelten. Ich versuchte herauszufinden, wie man es erreichen kann, so glücklich zu lächeln wie die Frauen auf den Titelblättern; doch ich schaffte es nicht, und auch die Diäten blieben ohne Erfolg.

Meine damals beste Freundin war superdünn. Und superstolz darauf. Das bestätigte ihr auch ihr Umfeld. Einmal sollten sich alle Schüler meiner Grundschulklasse nacheinander auf die Waage stellen. Hinterher sollte über die Zahlen gesprochen werden. Ich glaube, es hatte etwas mit Mathe zu tun. Pädagogisch sehr wertvoll! Das war ein weiteres X. Denn meine Zahl lag sechs Kilo über der Zahl meiner damaligen besten Freundin. Ich weiß noch, wie sich unsere Grundschullehrerin fast bewundernd darüber ausließ, dass man von Natur aus so schlank sein kann. Meine beste Freundin war stolz wie Oskar. Ich geknickt hoch zehn. Wir waren neun Jahre alt.

In dieser Zeit hatte ich die ersten Essanfälle. Von meinem mühsam zusammengekratzten Taschengeld kaufte ich mir am Kiosk Unmengen an Süßigkeiten, um sie dann heimlich zu verschlingen. Nach außen hin war ich ein unauffälliges, normalgewichtiges Kind, das vielleicht ein bisschen zu häufig traurig in den Tag hineinträumte.

Meine damalige Lieblingsserie war Knight Rider. In der Hauptrolle: David Hasselhoff, in den ich *unglaublich* verknallt war. In einer Folge zeigte eine (natürlich schlanke) Frau den Bösewichten mit ihren Karatetricks so richtig, wo der Hammer hing. Das fand ich toll. Das wollte ich auch können.

Also fing ich mit zehn Jahren an, Kampfsport zu betreiben, und entwickelte einen völlig neuen Ehrgeiz. Innerhalb von ein paar

Jahren wurde ich zur Leistungssportlerin, stieg in den Nationalkader auf und entwickelte mich – zumindest optisch – von einem traurigen Mädchen zu einer selbstbewussten, taffen Jugendlichen. Essanfälle hatte ich immer noch. Aber da ich siebenmal in der Woche trainierte und unzählige internationale Wettkämpfe gewann, sah ich keinen Grund, mich irgendeinem Problem zu stellen.

In dieser Zeit erkannte ich, wie ich auf andere wirken kann (sehr positiv!), wenn ich mich nur zusammenreiße und überdurchschnittlich gute Leistungen erbringe. Ich lernte die Macht der Selbstpräsentation kennen und ließ mich von da an vom „Außen" lenken und füllen. Ich fing an, meinem Leben die perfekte Fassade zu geben.

Ich erlebte weitere von unzähligen X-Situationen. Einmal forderte der Nationaltrainer, dass wir Athleten – egal welchen Alters und Geschlechts – uns auf eine Waage stellen sollten. Dann kommentierte er unser Gewicht öffentlich. Ich lag absolut im Normalbereich. Trotzdem merkte der Trainer tadelnd an, dass ich im Vergleich zu den anderen zwei bis drei Kilo mehr auf die Waage brachte und meine Leistungsfähigkeit bestimmt noch mal steigern könnte, wenn ich daran arbeiten würde. Ich lächelte das Ganze nach außen hin cool und selbstbewusst weg. In Wirklichkeit schämte ich mich in Grund und Boden und der Gedanke verhärtete sich, dass an meiner Figur etwas nicht stimmte.

Als ich sechzehn und auf dem Höhepunkt meiner damaligen sportlichen Karriere war, verletzte ich mich so schwer, dass ich von jetzt auf gleich für Monate mit dem Training aufhören musste. Ich fiel in ein tiefes Loch. Der Sport war mein Leben gewesen, mein Ausgleich, der es mir ermöglicht hatte, vor meinem Zuhause zu fliehen. Außerdem hatte ich die Anerkennung bekommen, nach der ich mich so sehr sehnte. Der Sport hatte mich ausgefüllt, und als er wegbrach, wurde mir erst klar, wie leer ich innerlich doch eigentlich war.

In derselben Zeit entschied ich mich dazu, meine damalige Gemeinde zu verlassen. Ich konnte mit dem konservativen Konstrukt nichts mehr anfangen. Dort war ich umgeben von scheinbar perfekten, überzeugten Christen. Ich passte da nicht ins Bild – auch wenn ich nach außen vielleicht selbst perfekt wirkte. Doch ich wusste, ich machte allen nur etwas vor. Ich glaubte zwar an einen Gott und war davon überzeugt, dass es ihn gab. Aber er war so schwammig, so ungreifbar und weit weg für mich.

Außerdem wuchs der Druck, mich endlich taufen zu lassen – doch es fühlte sich für mich nicht richtig an. Ich konnte mich nicht „offiziell" für Gott entscheiden, da ich das Gefühl hatte, nicht gut genug zu sein. Denn eins wusste ich in dem Chaos meiner Gefühle sicher: Wenn ich mich taufen ließ, dann musste ich von ganzem Herzen überzeugt sein. Und das war ich nicht. Der Weggang von meiner Gemeinde war für mich die logische Konsequenz.

Um zu überleben, fing ich an, mir die Situation schönzureden. Schließlich hatte ich aufgrund des Leistungssports jahrelang auf alles verzichten müssen, was meine Freundinnen am Wochenende so gemacht hatten. Jetzt hatte ich endlich die Gelegenheit, alles nachzuholen. Und wie ich alles nachholte! Innerhalb von kürzester Zeit probierte ich alles an Drogen aus, was mir in die Finger kam. Ich trank Unmengen an Alkohol und feierte bis zum Umfallen.

Ziemlich schnell merkte ich, dass dieses neue Leben nicht nur Spaß machte, sondern auch den „schönen" Nebeneffekt hatte, dass ich rapide an Gewicht verlor. Endlich! Ich bekam Komplimente. So konnte man sich also auch selbst präsentieren. Ich fing an, die Gewichtsabnahme zu forcieren, was zur Folge hatte, dass ich innerhalb eines Jahres unglaublich viel abnahm – obwohl ich vorher normalgewichtig gewesen war. Ich freute mich über die irgendwann nicht mehr bewundernden, sondern besorgten Blicke meiner Mitmenschen und dachte: Die sind doch eigentlich alle nur neidisch.

Nachdem ich es geschafft hatte, mich ein Jahr lang nur von einem absoluten und sehr einseitigen Minimum zu ernähren, merkte ich, dass mein Körper das nicht mehr durchhielt. Eines Tages wurden aus einem halben Brötchen dann drei Brötchen und ich bekam Panik. Dann kam ein weiterer dieser X-Tage: der Tag, an dem ich das Gegessene zum ersten Mal wieder erbrach.

Ich war beruhigt. Damals war ich etwa siebzehn Jahre alt. Hätte ich doch nur geahnt, dass dies der Anfang einer lebensbedrohlichen „Karriere" war …

Ab diesem Tag schlich sich das Kotzen immer mehr in meinen Alltag. Noch explosiver wurde die Sache, als ich nach dem Erbrechen anfing zu trinken. Das gab mir ein wohliges Gefühl und zusätzlich Betäubung von meinem elenden Dasein. Mit der Zeit merkte ich jedoch, dass es ganz schön anstrengend wurde und eigentlich doch nicht alles so rosig war, wie ich mir selbst einzureden versuchte. Erste depressive Verstimmungen machten sich bemerkbar, die ich anfangs aber noch verdrängen konnte.

Irgendwann in meinen frühen Zwanzigern konnte ich schließlich nicht mehr. Ich war inzwischen eine überdurchschnittlich gute und ehrgeizige Studentin. Aber in meinem Inneren war ich todunglücklich. Nach langem Ringen entschied ich mich für meine erste ambulante Therapie. Diverse Ärzte hatten mir aufgrund meines niedrigen Gewichtes zu einer stationären Therapie geraten, aber das hätte bedeutet, dass mein Umfeld alles mitbekommen hätte. Ich schämte mich unglaublich und hatte Todesangst davor, dass meine Freunde und meine Familie davon erfahren würden, was mit mir los war. Das hätte meine ganze mühsam aufgebaute Fassade zum Einstürzen gebracht und es wäre nichts, ja wirklich gar nichts mehr von mir übrig geblieben. Lieber wäre ich gestorben.

Die Therapie war eine reine Verhaltenstherapie. Also ein Versuch, die Symptome in den Griff zu bekommen, ohne an die Wurzel zu gehen. Es dauerte ewig, bis ich endlich annähernd symptomfrei war – allerdings meilenweit entfernt von heil.

In dieser Zeit lernte ich meinen ersten richtigen Freund kennen. Das Gefühl des Verliebtseins half mir, über die Schwere der Gewichtszunahme hinwegzukommen, die ich während der Therapie erfuhr. Gewichtszunahme hieß: Erreichen eines Normalgewichtes! Und obwohl ich das geschafft hatte, musste ich mir viele verletzende und unsensible Kommentare meiner Mitmenschen anhören. Die X-Liste wurde länger und länger.

Die Jahre vergingen und das Unglück zog wie ein schweres

Sommergewitter über mein Gemüt. Der Teufelskreis begann von Neuem. Ich wurde unglücklich in der Beziehung und fing wieder an zu hungern. Ich nahm ab, merkte, dass ich nicht ewig hungern konnte, und fing wieder an zu kotzen, um das Gewicht halten zu können. Damals etablierte ich die „Bierdiät" vor meinen Freundinnen, meine Güte, wie lustig das alle fanden. Statt zu essen (und zu kotzen), fing ich abends an zu trinken, auf nüchternen Magen. Das war eine „nette" und vor allem gesellschaftstaugliche Abwechslung. So konnte ich mich einigermaßen ertragen und mein Gewicht halten.

Dann die Erkenntnis: So kannst du nicht weitermachen, du wirst nicht überleben. Die nächste Therapie, die nächste symptomlose Zeit, aber wieder keine Heilung. Die Beziehung ging in die Brüche, doch ich lernte nahtlos den nächsten Mann kennen, bei dem ich mir sicher war: Endlich habe ich mein Glück gefunden und endlich kann ich normal leben. Ich war siebenundzwanzig und stand äußerlich gesehen in der Blüte meines Lebens. Ich hatte mein Studium in Rekordzeit und mit super Noten abgeschlossen, ein super Job kam mir zugeflogen. Ich war sportlich, attraktiv, nichts deutete darauf hin, was sich in meinen eigenen vier Wänden regelmäßig abspielte.

Als neuen Partner und späteren Ehemann hatte ich mir unbewusst jemanden gesucht, der ein ähnliches Alkoholproblem hatte wie ich und in dessen Freundeskreis Unmengen an Alkohol auf der Tagesordnung standen – wunderbar, um nicht aufzufallen.

In mir wuchs der unbändige Wunsch, ein Kind zu bekommen. Ich dachte, dass ein Kind unsere Beziehung in eine gesunde Richtung lenken und meinem Leben endlich den Schubs geben konnte, den ich brauchte. Denn ich wollte gesund sein und ich wollte leben. Ich wusste nur nicht, wie das ging.

Mit dreißig wurde ich tatsächlich schwanger. Ich dachte, mit dem Wunsch, dem Kind ein gutes Vorbild zu sein, es besser zu machen, ließe sich alles schaffen. Doch das war leider ein Irrglaube.

In der Zeit der Schwangerschaft habe ich es geschafft, nicht zu trinken und mich einigermaßen gesund zu ernähren. Diese Zeit war allerdings gefühlsmäßig sehr dunkel. Ich war zwar

„symptomfrei", funktionierte nach außen, nahm nach der Geburt schnell ab und hörte immer wieder, dass ich besser aussehen würde als vorher, aber mein Innerstes war schwarz. Obwohl ich ein gesundes Kind hatte (was für meine Geschichte nicht selbstverständlich ist), konnte ich mich nicht richtig freuen und fand alles einfach nur anstrengend.

Das gab meinem schlechten Gewissen, nicht „richtig" zu sein, wieder neues Futter. Man hat sich doch zu freuen, wenn ein Baby kommt, immerhin berichten Menschen immer wieder davon, dass sie sofort die innigsten Gefühle für ihr Baby spüren. Wieso klappte das mit der Liebe bei allen anderen, aber bei mir nicht?

Um mein inzwischen bis ins Unermessliche gewachsenes Schuld- und Schamgefühl ertragen zu können, fing ich wieder an zu hungern. Dann kam das Kotzen hinzu. Und schließlich auch der treueste Begleiter, für den man sich in unserer Gesellschaft niemals rechtfertigen muss: der Alkohol. Es war ein Kraftakt, meinen Sohn aus meinem eigenen Elend herauszuhalten.

Da mein damaliger Mann nie so sehr den Wunsch wie ich verspürte, irgendetwas an unserem Leben zu ändern (insbesondere, was die Trinkerei und die Partys anbelangte), kam, was kommen musste: Unsere Ehe ging in die Brüche. Schon Jahre zuvor hatte ich versucht, aus dieser Beziehung auszubrechen. Das schaffte ich nur, indem ich eine toxische Beziehung zu einem ebenfalls verheirateten Mann anfing. So furchtbar sich das aus heutiger Sicht anhört: Damals brauchte ich ihn, um mich aus meiner alten Beziehung zu befreien. Im Nachhinein bin ich froh, dass dieser andere Mann bei seiner Frau geblieben ist und unsere Beziehung, die ebenfalls von Drogen, Alkohol und Sex geprägt war, nach eineinhalb Jahren ein Ende fand. In dem Moment war es aber nur ein weiterer Schmerz, der meiner Sucht neue Nahrung gab.

Mit Mitte dreißig, diverse Antidepressiva-Versuche später und immer noch heimlich kotzend und saufend, wurde mir klar: Meine Lösungsansätze funktionieren nicht. Ich war absolut am Ende. Hätte ich meinen Sohn nicht gehabt, ich hätte keinen Sinn mehr in meinem Leben gesehen. Aber ich wollte nicht aufgeben, für ihn! Es musste doch noch etwas anderes geben. Immerhin atmete ich noch.

Nach Jahren ohne Anschluss zu anderen Christen kam mir der Gedanke, mir eine neue Gemeinde zu suchen. Meinem Umfeld erklärte ich, dass ich meinem Sohn den Zugang zu Gott verschaffen wollte. Doch heute weiß ich, dass Gott zu mir gesprochen hatte. Tatsächlich fand ich eine tolle Gemeinde, die mir zum ersten Mal das Gefühl gab, dass es okay ist, nicht perfekt zu sein. Dass es okay ist, Fragen zu stellen und Dinge im Glauben und aus der Bibel nicht zu verstehen. Dass es okay ist, über Zweifel zu sprechen. Und dass Gott ein liebender Gott ist und keiner, der bestraft. Nach und nach verstand ich: Selbst auf Menschen wie mich – heuchlerisch, betrügend, belügend – wartete er mit offenen Armen. So ließ ich mich mit siebenunddreißig aus tiefstem Herzen taufen.

Wo stehe ich jetzt? Ich wünschte, ich könnte sagen, ich bin geheilt. Und frei. Aber das bin ich nicht. Es gibt immer wieder gute und schlechte Phasen. Ich versuche, dankbar für die guten zu sein und mich in den schlechten nicht zu verdammen. (Und im Verdammen bin ich leider oft noch *verdammt* gut.)

Nach außen hin bin ich immer noch für viele das, was man eine Powerfrau nennt: engagiert, beruflich und finanziell selbstständig und unabhängig, sportlich, attraktiv. Manchmal, wenn ich dafür Komplimente bekomme, denke ich: „Es tut mir wirklich leid, dass du so von mir denkst. Das alles stimmt nämlich gar nicht. Ich habe euch die ganze Zeit nur etwas vorgemacht. Mein Leben – nein, ICH – bin eine einzige große Lüge."

Solche Momente habe ich immer noch. Aber es gibt inzwischen auch andere Momente, und die werden mehr. Ich lerne mich immer besser kennen. Ich weiß, warum ich die Strategien zum Überleben gebraucht habe und warum ich sie manchmal immer noch brauche. Ich weiß, welche alternativen Strategien es gibt, um alte Muster aufzubrechen.

Aber ich befinde mich immer noch in dem Prozess, das jahrzehntelang Angewandte in neue Bahnen zu lenken. Ich habe schon einige Male erlebt, dass ich das kann, um dann voller

Demut festzustellen: Es braucht Zeit! Seit fast drei Jahren habe ich eine christliche Therapeutin an meiner Seite, die zum ersten Mal mit mir an der Wurzel arbeitet. Das ist unglaublich anstrengend und sie bringt mich damit auch manchmal zur Weißglut. Und doch bin ich mir ganz sicher, dass es für mich der einzige und wahre Weg zur Heilung ist.

Und auch wenn ich noch nicht da bin, wo ich gerne schon wäre, so habe ich in den letzten Jahren doch eine Menge gelernt. Ich werde niemals das finden, was ich brauche, wenn ich weiter im „Außen“ suche. Keine Droge der Welt, kein Wunschgewicht, kein Mann, kein sportlicher oder beruflicher Erfolg wird mir die nachhaltige Erfüllung geben, nach der ich mein Leben lang suche. Das kann nur ich selbst. Und nur mit Gottes Hilfe.

WAS DU FÜR DICH TUN KANNST

… nach einem Brech-Rückfall

Wenn ich einen Rückfall hatte und wieder erbrochen habe, habe ich schon oft gedacht, dass *das* genau ein Mal zu viel war. Das hat mich megafrustriert. Manchmal habe ich mir wiederum eingeredet, dass es jetzt auch egal ist und dass ein oder zwei weitere Rückfälle keinen Unterschied mehr machen werden, weil ich eh schon versagt habe. Beide Reaktionen zeigen, wie sehr sich meine Gedanken bei Rückfällen gegen mich selbst richten, wie ich mich selbst fertigmache oder mir den eigenen Wert abspreche.

Mittlerweile ist mir bewusst geworden, dass das eine klare Strategie des Feindes ist: Er nutzt meine Selbstablehnung nach einem Rückfall, um mich mit negativen Gedanken zu überlisten. Oft hat er damit Erfolg, denn in meiner körperlich geschwächten Verfassung bin ich sehr viel angreifbarer und glaube den Lügen sehr viel schneller.

Bis sich dieser Nebel lichtet und Körper, Seele und Geist sich von diesem anstrengenden Vorfall erholt haben, dauert es. Deshalb ist es so wichtig, dass wir uns darin üben, wie wir mit Rückfällen besser umgehen und uns in diesem „Danach" gesünder begegnen können. Dass wir uns Strategien überlegen, um wieder aufzustehen, wenn wir gefallen sind, und gut für uns zu sorgen, damit wir diesen Langstreckenlauf zur Heilung durchhalten.

Ich weiß nicht, wie lang dein persönlicher Weg schon ist, wie lang er noch sein wird und wie er genau aussieht. Aber ich weiß, wie leicht man immer wieder entmutigt wird und eigentlich aufgeben will. Deshalb möchte ich dir hier ein paar Inspirationen geben, wie du *in* der Krankheit gut für dich sorgen und

Entscheidungen *für* dich treffen kannst, selbst wenn du immer noch Essen erbrichst.

Dabei geht es mir nicht darum, dass wir die Zeit nach Rückfällen optimieren – denn in der Regel wünschen wir uns, dass diese immer seltener passieren –, sondern dass wir gut und barmherzig mit uns selbst umgehen. Und dazu zählt nicht nur, uns selbst zu vergeben, sondern auch, auf unseren Körper zu achten, selbst wenn uns das in dieser Situation zunächst paradox erscheint: Denn ja, man könnte meinen, dass wir gar nicht erst erbrechen würden, wenn wir unseren Körper achten wollen – doch so einfach ist es eben nicht. Aber wem erzähle ich das.

Hier also ein paar Tipps und Erfahrungswerte, die mir geholfen haben, mit einem Rückfall umzugehen:

Sei gnädig mit dir selbst.

Nach einem Rückfall ist es so wichtig, gute Entscheidungen *für* mich zu treffen. Es fühlt sich im ersten Moment vielleicht merkwürdig an, gerade dann gut für mich zu sorgen, wenn so viele Gedanken von Selbsthass und Ablehnung oder Verzweiflung da sind. Aber umso mehr sollten wir lernen, dass Scham und Verdammnis in dieser Situation zwar vielleicht logisch erscheinen, aber nicht die Art und Weise sind, wie wir mit uns umgehen sollten.

Erlaube dir Trauer darüber, dass du mit einer herausfordernden Situation oder einer Krise nicht anders fertigwerden konntest, als dem Druck nachzugeben. Gib der Trauer Raum, nimm wahr, was geschehen ist, ohne dich selbst runterzumachen. Es gibt einen Grund für diesen Rückfall, und der ist *nicht,* dass du zu schwach warst, sondern in dem Moment (noch) keine andere Ressource stark genug war, um dir stattdessen zu helfen.

Eine Freundin hat mich mal gefragt, was beim Erbrechen oder danach mit mir passiert. Als ich ihr erklärte, was das alles mit sich bringt und wie viele Entscheidungen und Gedanken, aber auch körperliche und emotionale Folgen in den Stunden und Tagen danach damit einhergehen, sagte sie spontan: „Es tut mir so leid, dass du das alles durchmachen musst!“ Oh, das war eine so andere und viel barmherzigere, mitfühlendere Reaktion als das, wie ich mir selbst in solchen Momenten begegne! Aber genau das brauchen wir!

Gott begegnet uns nie mit Verdammnis. Und weil er Sünde und Sünder trennt, machen die Momente, in denen wir fallen und ungesunde Entscheidungen treffen, auch nicht unseren Wert aus. Also, wieso verhalten wir uns dann nicht auch gnädig uns selbst gegenüber?

Tu deinem Körper etwas Gutes.

Es hat fast zwanzig (!) Jahre gebraucht, bis ich verstanden habe, warum ich nach einem Rückfall, also nach Erbrechen, unbedingt Wasser trinken muss: Weil der Körper dehydriert ist! Da habe ich über Jahre hinweg so viel über die Essstörung als Krankheit an sich gelernt und erlebt, aber niemand hat mir gesagt, wieso es so wichtig ist, danach gut für mich zu sorgen. Ergibt es Sinn, dass der Körper Flüssigkeit braucht, um sich wieder regulieren zu können? Absolut! Ich kam nur nicht allein drauf.

Was ich nach einem Rückfall noch tue? Ich entscheide mich für die nächste Mahlzeit, weil mein Körper genährt werden muss – ganz gleich wie sich die letzte Mahlzeit anfühlt. Und ich entscheide mich, meinem Körper Zeit zum Heilen zu geben. Statt mich anzutreiben, danach weiter mein normales Pensum zu schaffen, setze ich den Fokus neu und mache eine Pause. Ich gönne mir Ruhe, mache mir eine Wärmflasche oder einen Tee, anstatt mich zu zwingen, mehr zu leisten, weil ich dafür Kraft bräuchte, die ich in diesem Moment nicht mehr habe.

Früher hätte ich versucht, danach einfach weiterzumachen, oder mich zu Sport gezwungen. Mittlerweile habe ich gelernt zu hören, was mein Körper braucht, dem sowieso schon alles wehtut.

Sag anderen, wie es dir geht.

Ich entscheide mich, diesen Moment mit zwei oder drei Menschen aus meinem engsten Umfeld zu teilen, und erzähle, was passiert ist, weil gerade nach einem Rückfall die Lügen so unfassbar schnell durch jede Ritze kommen wollen und ich körperlich und seelisch geschwächt und somit angreifbarer bin. In manchen Fällen reicht es mir, eine Sprachnachricht zu verschicken oder jemanden anzurufen.

Manchmal hilft mir Gemeinschaft und nicht alleine zu bleiben. Dann frage ich eine Freundin, ob sie vorbeikommt oder ob ich sie besuchen kann. In diesen Momenten brauche ich kein Entertainment, keine Unterhaltung, sondern nur einen Ort, an dem ich einfach *sein* kann, ohne mit mir und all den Gedanken und Emotionen allein zu bleiben.

Es kann sein, dass wir einen Film schauen, einen Tee trinken oder uns unterhalten. Manchmal ist mir aber auch gar nicht nach reden, weil ich für die Situation (noch) keine Worte habe oder mich zu erschöpft fühle, um zu erzählen. Dann sitze ich unter der Wolldecke auf ihrem Sofa und sehe meiner Freundin dabei zu, wie sie strickt oder lernt.

Mit anderen Menschen in Verbindung zu treten, fällt mir nach einem Rückfall nicht leicht, weil ich auch immer ein bisschen das Gefühl habe, versagt zu haben oder andere zu enttäuschen. Aber es ist so wichtig, gerade dann mit anderen in Beziehung zu treten! Nur so kann ich erfahren, dass sie *wirklich* nicht enttäuscht von mir sind, und mich daran erinnern, falls die Zweifel wieder lauter werden.

Egal ob per Handy oder in physischer Gemeinschaft: Die Menschen in meinem Umfeld spiegeln mir Gnade und Mitgefühl, sprechen Wahrheiten aus und helfen mir dabei, Lügen und Wahrheiten voneinander zu unterscheiden. Das ist nämlich in solchen „angegriffenen“ Zeiten deutlich schwerer, weil ich in diesem Nebel nicht klarsehen kann.

Sprich dir selbst Gutes zu.

Ich habe die Erfahrung gemacht, dass biblische Wahrheiten und ermutigende Gedanken nach einem Rückfall sehr wichtige Tools sind. Denn inmitten des Sturmes, wenn Selbstverdammnis, Selbstablehnung und Selbsthass unfassbar laut schreien, hilft es, Wahrheiten dagegenhalten zu können.

Dazu braucht es eine klare Entscheidung. Ich muss aktiv dafür sorgen, dass mein Kopf mit Wahrheiten und Gutem gefüllt wird und ich mich nicht der Anklage und Verdammnis hingebe. In solchen Situationen mache ich z. B. Lobpreislieder an. Sie sorgen für eine andere Atmosphäre im Raum, ohne dass ich mich besonders anstrengen muss. Dafür bin ich nach einem Rückfall nämlich meistens zu erschöpft. Dennoch kann ich mir auf diese Weise Wahrheiten zusprechen lassen.

Ich entscheide mich, beim Gedanken „Jetzt ist es auch egal, jetzt kannst du auch direkt wieder kotzen" innerlich umzudrehen und zu gehen. Denn das ist nicht wahr. Es ist weder zu spät noch ist es egal. Meistens ist es eine innere Entscheidung, diesem Gedanken nicht zu folgen.

Manchmal hat das aber nicht gereicht, und ich hatte das Gefühl, dass ein konkreter Schritt nötig war. Dann habe ich tatsächlich die Tür meiner Wohnung hinter mir zugemacht und das Haus verlassen, bin spazieren gegangen oder zu einer Freundin gefahren, wenn ich merkte, dass die Versuchung zu einem erneuten Rückfall zu stark wurde.

Wenn ich mir anschaue, wie ich all die Jahre in diesen Momenten mit mir selbst umgegangen bin, macht mich das richtig traurig. Ich wünschte, ich hätte schon viel früher gelernt, die Mechanismen und Wurzeln zu verstehen, um dadurch besser mit mir und der Situation umgehen zu können und mehr Verständnis und Mitgefühl für mich zu haben.

Und dann frage ich mich, wie Jesus damit umgehen würde, wie er dir und mir begegnen würde. Würde Jesus dich anpeitschen und niedermachen? Würde er dich mit hasserfüllten Worten überschütten und dir sagen, dass du jetzt zusehen musst, wie du wieder auf die Beine kommst? Meine Antwort ist ein absolutes Nein!

Wenn ich die Evangelien lese, entdecke ich viele Geschichten von Menschen, die gefallen sind. Und wie hat Jesus auf sie und ihren Schmerz reagiert? Er hat ihnen Liebe und Mitgefühl entgegengebracht – ohne ein einziges Wort der Verdammnis.

Ich glaube, dass er auch dir und mir heute mit Gnade und Anteilnahme begegnen würde. Dass er sich neben dich setzen und dir Zeit geben würde, dich zu erholen, zu Atem zu kommen und Ruhe in die Situation zu bringen.

Was denkst du, würde er dir sagen? Vielleicht wäre es ein: „Es tut mir leid, dass du da durchmusstest." Oder: „Es tut mir leid, dass du so kämpfst." Ich bin mir sicher, er will dich trösten und als dein Freund an deiner Seite sein, wenn du wieder in so einem herausfordernden Moment bist und um jeden Zentimeter ringst. Und mehr noch: Mitten im Tal will er dein Versorger sein, dein Heiler, dein Helfer.

Also, lass uns doch üben, uns selbst so zu begegnen, wie Jesus das tun würde und tut. Ich glaube, dass das am Ende der Wendepunkt sein kann, der einen heilsamen und barmherzigen Unterschied bringt.

Rebekka

WAS DU FÜR DICH TUN KANNST

... in der Magersucht

Mir selbst etwas Gutes tun und auf mich achten? Ich muss ehrlich sagen, dass ich das in meiner Magersucht oft gar nicht wirklich wollte. Zwischen meinem Körper und mir gab es keine fürsorgliche liebevolle Beziehung mehr, es war vielmehr ein täglicher Kampf. Ich nahm die Bedürfnisse meines Körpers zwar anfangs wahr, unterdrückte sie aber weitestgehend.

Hungergefühle wurden ausgehalten und nicht gestillt, bis sie irgendwann von allein weggingen. Auch Erschöpfung und Kraftlosigkeit wollte ich nicht wahrhaben und quälte meinen Körper weiter durch Ausdauersport und Work-outs. Mein Körper bekam nicht das, was er brauchte, sondern das, was ich wollte (bzw. die Magersucht, die mich kontrollierte) – und das war eben alles darauf ausgelegt, abzunehmen und immer dünner zu werden.

Da ist es gar nicht so einfach, wieder eine gesunde Beziehung zum eigenen Körper aufzubauen und als ein Team zusammenzuarbeiten. Denn der Zwang, Essen bzw. Kalorien zu vermeiden, viel Sport zu treiben und die Zahl auf der Waage möglichst zu minimieren, ist leider so viel stärker als das Bewusstsein für die eigene Gesundheit. Das macht es umso schwerer, sich selbst etwas Gutes zu tun und wirklich für sich und seinen Körper zu sorgen.

Es benötigt nicht nur viel Zeit, sondern auch eine bewusste Entscheidung für und nicht mehr gegen sich. Eine Entscheidung für die eigene Gesundheit und für den eigenen Körper, besonders dann, wenn die Stimmen im Kopf ganz laut nach ungesunden Routinen schreien. Es bleibt also weiterhin ein innerer Kampf, ein Kampf nun nicht mehr gegen, sondern für den eigenen Körper. Doch das macht es nicht unbedingt leichter.

Mir persönlich ist es deutlich schwerer gefallen, für meinen Körper zu kämpfen, als alle Bedürfnisse zu unterdrücken, nichts zu essen und trotz Kraftlosigkeit viel Sport zu machen. Wenn ich mich aber dazu entscheide, für mich zu sorgen, bedeutet das, dass ich essen muss, weil mein Körper Energie braucht, und dass ich Sportpausen einlege, um meinem Körper Ruhe und Erholung zu gönnen.

So nachvollziehbar das klingen mag, so herausfordernd ist es. Aber das ist total in Ordnung. Es darf herausfordernd sein, es darf sich auch nicht gut anfühlen, denn das tut es anfangs definitiv. Du darfst dich unwohl fühlen und es einfach nur aushalten. Denn so sehr du dich in diesen neuen, ungewohnten Momenten gefangen fühlst, so viel Freiheit wird es dir letztlich bringen.

Jeder Krankheitsverlauf ist superindividuell, und vielleicht brauchst du gerade etwas ganz anderes, das ist absolut okay. Ich weiß, wie schwer und anstrengend es ist, aber ich weiß nicht, in welcher Phase du dich gerade befindest und mit welchen Herausforderungen du momentan zu kämpfen hast. Dennoch möchte ich ein paar Erfahrungen mit dir teilen, die mir weitergeholfen haben. Vor allem aber möchte ich dich ermutigen, den Druck rauszunehmen und wirklich zu versuchen, auf deinen Körper zu achten und ehrlich mit dir selbst zu sein.

Versorge deinen Körper.

Durch die Magersucht geht das natürliche Hungergefühl häufig für eine gewisse Zeit verloren. Daher tust du deinem Körper anfangs wenig Gutes damit, wenn du nur dann etwas isst, wenn du Hunger verspürst – denn das wäre so gut wie nie. Regelmäßig eingeplante Mahlzeiten helfen dabei, die Versorgung deines Körpers sicherzustellen und das natürliche Hungergefühl mit der Zeit zurückzugewinnen.

Nimm auch hier den Druck raus. Es ist vermutlich eher unrealistisch, dass du direkt morgens, mittags und abends eine volle Mahlzeit essen wirst. Fange klein an und steigere dich dann langsam. Ich zum Beispiel habe mittags mit einer Suppe begonnen (wobei es anfangs eher eine Brühe war und erst mit der Zeit zu einer nahrhaften Suppe wurde) und abends einen Salat gegessen.

Wenn du dann merkst, dass das gut funktioniert, kannst du die Menge erhöhen und immer weitere Nahrungsmittel und Mahlzeiten mit dazunehmen. Wichtig ist nur, dass du nicht anfängst, Essenszeiten wieder auszulassen, denn dein Körper braucht die Nährstoffe und die Energie. Mache es zur Priorität, regelmäßig etwas zu essen und deinen Körper zu versorgen. Selbst dann, wenn du mal wieder eine Mahlzeit ausgelassen hast, ist es umso wichtiger, die nächste Mahlzeit einzunehmen und nicht wieder in alte Muster zu verfallen.

Wenn du merkst, dass du nicht gern allein isst und wieder vermehrt dazu tendierst, gar nichts zu essen, verabrede dich zum Essen oder zum gemeinsamen Kochen. In Gesellschaft liegt der Fokus nicht allein auf dem Essen und es kann dir das Einhalten einer festen Mahlzeit erleichtern. Vielleicht hast du eine Bezugsperson, die von deinen Herausforderungen weiß und dich ermutigen, aber auch auffordern darf, etwas zu essen. Es kann hilfreich sein, andere Menschen mit reinzunehmen, die dich dabei unterstützen, auf dich zu achten.

Gib die Kontrolle ab.

Die Magersucht ist oft eine Kontrollstörung, in der durch Kalorienzählen, Gewichtskontrolle oder Schritte- und Bewegungtracken versucht wird, Halt und Stabilität zu finden. Diese Kontrollmechanismen abzulegen, ist sehr herausfordernd, denn meistens wollen wir die Kontrolle gar nicht verlieren bzw. abgeben.

Ich muss ehrlich zugeben, dass es mir auch nach mehreren Jahren immer noch schwerfällt, meine Smartwatch, die meine Bewegung misst, abzulegen. Es kann ein langer Weg sein und das darf es auch, aber es lohnt sich dranzubleiben. Ich persönlich habe damit angefangen, die Personenwaage aus meiner Wohnung zu verbannen, um mein Gewicht nicht mehr ständig kontrollieren zu können. Tatsächlich habe ich mich seit diesem Tag nie wieder gewogen und weiß, dass es mir – auch heute noch – nicht guttun würde, mich regelmäßig auf eine Waage zu stellen. Also lieber keine Waage, um gar nicht erst in Versuchung zu kommen, das Gewicht wieder zu überprüfen.

Ein weiterer Aspekt ist das Kalorienzählen. Kalorien zu zählen, vermittelt uns das Gefühl, die Kontrolle zu haben, und die Sicherheit, dass wir nicht zu viel essen und weiter abnehmen. Dieses Verhalten komplett abzulegen, braucht seine Zeit. Du kannst auch hier erst mal klein anfangen und zum Beispiel versuchen, bei einer Mahlzeit pro Tag nicht auf die Kalorien zu achten. Vielleicht schaffst du auch schon einen ganzen Tag, ohne zu zählen.

Was mir persönlich dabei geholfen hat, ist, die Wertigkeit von Lebensmitteln zu erkennen. Denn Kalorien sind nicht gleich Kalorien und verschiedene Lebensmittel werden unterschiedlich verstoffwechselt. Ein sehr komplexes Themenfeld, aber Nahrung ist nun mal so viel mehr als nur Kalorienzufuhr. Versuche herauszufinden, was deinem Körper guttut und was er gerade braucht, und es ihm dann auch zu geben – ganz unabhängig davon, wie viele Kalorien das Lebensmittel hat.

Das ist alles so viel leichter gesagt als getan, das weiß ich zu gut. Aber es lohnt sich dranzubleiben. Mit der Zeit wird dein Essverhalten Schritt für Schritt entspannter und intuitiver.

Erlaube dir und deinem Körper Ruhepausen.

Sport kann super wohltuend und gesund sein, solange die Intensität und die Motivation dahinter nicht ungesund sind. Besonders in der Magersucht dient Sport – vor allem Ausdauersport – oft primär dem Abnehmen und dem Kalorienverbrennen. Die sportliche Aktivität kann in solchen Situationen schnell zu einem Zwang werden, der unter allen Umständen ausgeführt werden muss. Dabei rückt das körperliche Wohlbefinden in den Hintergrund und Erschöpfung oder Kraftlosigkeit werden ignoriert.

Wenn wir unserem Körper etwas Gutes tun wollen, dürfen wir lernen, auf unsere Bedürfnisse zu achten. Das bedeutet auch, nur dann Sport zu treiben, wenn wir wirklich Lust dazu haben, körperlich fit sind und es nicht aus einer Motivation des Abnehmens heraus tun. Falls du viel Sport, vor allem Ausdauersport oder exzessive Trainings machst, frage dich doch mal, warum du das tust und ob es dir wirklich Spaß bringt und guttut.

Ich persönlich habe immer sehr viel Ausdauersport ausgeübt und mich jeden Tag ins Fitnessstudio geschleppt. Nicht, dass mir das überhaupt keinen Spaß gemacht hat, ich habe immer gern Sport getrieben, aber der Sport hatte irgendwann Kontrolle über mich und meine Laune, und mein Wohlbefinden war davon abhängig.

Als ich erkennen durfte, dass ich nicht aus reiner Freude joggen ging, sondern immer extremere Distanzen laufen musste, um möglichst viele Kalorien zu verbrennen, habe ich das Joggen vorerst komplett sein gelassen. Das war absolut nicht einfach, da ich vorher fast jeden Tag joggen gewesen war, aber ich wusste, dass ich das tun musste, um aus diesem Zwang rauszukommen.

Wenn auch du beim Sport schnell in ungesunde Muster rutschst, ist es vielleicht auch bei dir Zeit für eine temporäre Sportpause. Unser Körper braucht Ruhe und Erholung. Wenn du krank bist oder erschöpft, eigentlich keine Lust auf Sport hast oder Sport nur der Essenskompensation dient, mach lieber keinen Sport, sondern tue deinem Körper etwas Gutes und leg eine Pause ein.

Fülle dich mit Dingen, die dir guttun.

Besonders Plattformen wie Instagram oder TikTok, auf denen viele Fotos und Tipps geteilt werden, können einen schnell gefangen nehmen. Egal ob superschlanke Modelfotos, Trainingsübungen für einen flachen Bauch, die besten Tipps zum Abnehmen oder neue Superdiäten – das alles bringt uns unbewusst schnell in eine ungesunde Spirale, die uns absolut nicht guttut.

Dank intelligenter Algorithmen bekommen wir, auch wenn wir uns nur einen Beitrag zu diesen Themen angeschaut haben, direkt Unmengen an ähnlichen Inhalten vorgeschlagen. Daher ist es umso wichtiger, bewusst zu entscheiden, was wir konsumieren und in welchen Maßen.

Wenn du merkst, dass dich gewisse Beiträge triggern und deine Motivation zur Essensvermeidung oder der Wunsch, Gewicht zu verlieren, dadurch gesteigert wird, tun dir solche Medien vermutlich nicht gut. Als ich bemerkte, dass mich gewisse Instagram-Beiträge richtig unzufrieden machten und ich dadurch wieder gepusht wurde, weiter abzunehmen, habe ich mich bewusst dazu entschieden, Instagram erst mal temporär zu löschen. Einige Zeit später habe ich die App erneut installiert und genau geschaut, welchen Seiten und Personen ich auf Instagram weiter folgen möchte und welche mir einfach nicht guttun.

Sprich Gottes Wahrheit über deinem Leben aus.

Du bist Gottes geliebtes Kind und er hat dich wundervoll geschaffen. In dieser Wahrheit zu leben, ist gar nicht mal so einfach. Denn besonders durch die Magersucht verliert man jegliche Selbstliebe und Selbstannahme und hat einen verzerrten Blick auf den eigenen Körper. Umso wichtiger ist es, dass wir diesen ganzen Lügen, die wir über uns selbst und unseren Körper angenommen haben, keinen Glauben mehr schenken und sie durch Gottes Wahrheit ersetzen.

Damit wir uns selbst wieder lieben lernen und wirklich annehmen können, dass Gott uns perfekt geschaffen hat, hilft es, biblische Wahrheit über uns auszusprechen. Nicht nur einmal, sondern Tag für Tag. Diese Lügen haben sich so stark in unserem Denken manifestiert, dass es viel Zeit und stetiges Wiederholen der Wahrheit benötigt, um unsere Gedankenmuster zu erneuern.

Wenn wir anfangen, Gottes Wort über unserem Leben auszusprechen, wird es unser Herz und unser Leben verändern, und wir beginnen, anders über uns und unseren Körper zu denken. In Jesaja 55,11 steht: „Genauso ist mein Wort: Es bleibt nicht ohne Wirkung, sondern erreicht, was ich will, und führt das aus, was ich ihm aufgetragen habe." Lasst uns in dieser Zusage Gutes über uns aussprechen.

Folgende Bibelverse können dir dabei helfen:

Du hast mich mit meinem Innersten geschaffen,
im Leib meiner Mutter hast du mich gebildet. Herr,
ich danke dir dafür, dass du mich so wunderbar
und einzigartig gemacht hast! Großartig ist alles,
was du geschaffen hast – das erkenne ich!
Psalm 139,13-14

Doch der Herr sagte zu ihm: Lass dich von
seinem Aussehen und von seiner Größe nicht beeindrucken. Er ist es nicht. Denn ich urteile nach
anderen Maßstäben als die Menschen. Für die
Menschen ist es wichtig, was sie mit den Augen
wahrnehmen können; ich dagegen schaue jedem
Menschen ins Herz.
1. Samuel 16,7

Dennoch bist du, HERR, unser Vater! Wir sind der
Ton, und du bist der Töpfer! Wir alle sind Gefäße
aus deiner Hand.
Jesaja 64,7

Katrin

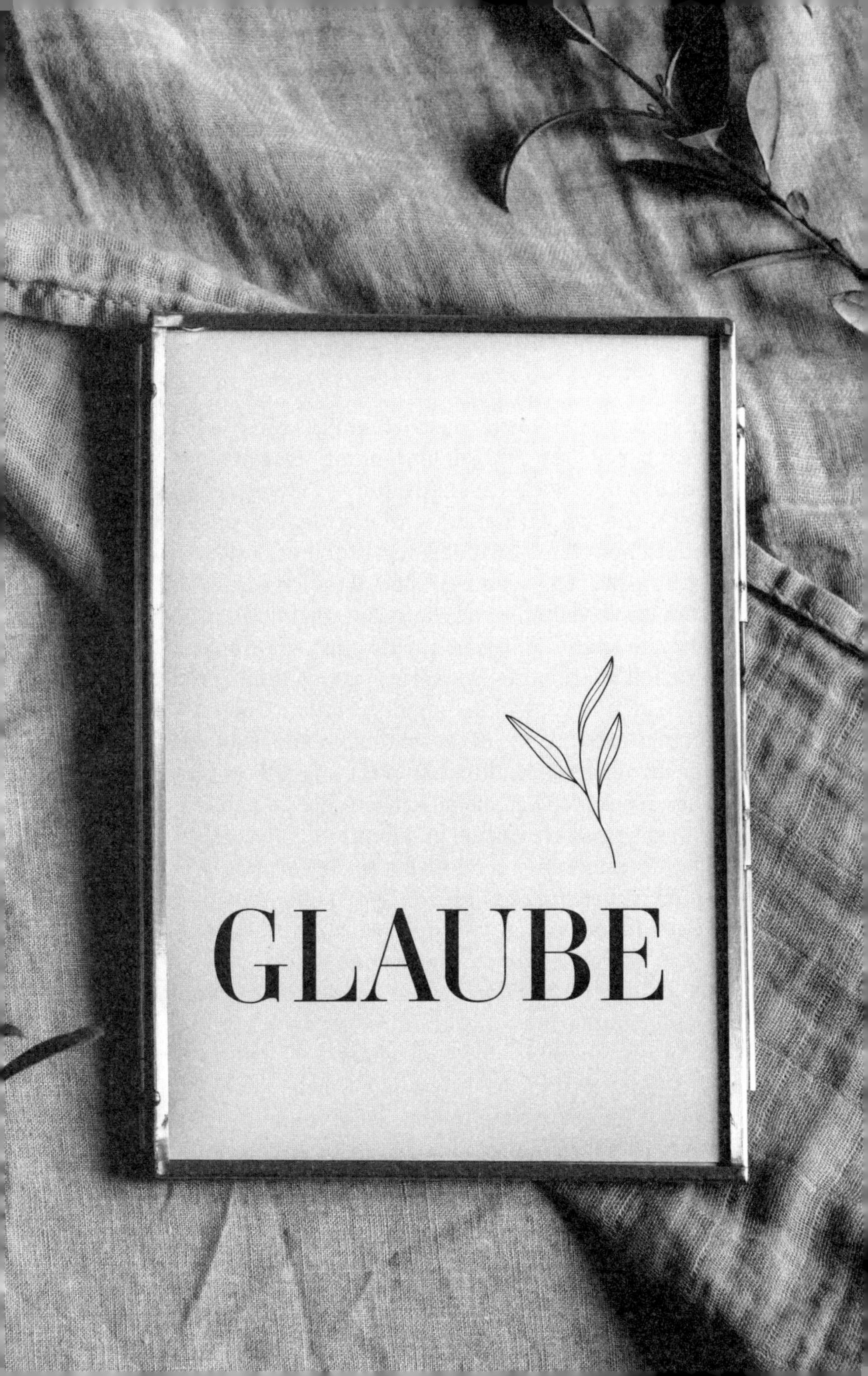
GLAUBE

MEIN WEG AUS DER ESSSTÖRUNG

Sarahs Geschichte

Als mir bewusst wurde, dass ich ein „Thema“ mit Essen hatte, war ich bereits seit einigen Jahren mit Jesus in einer lebendigen Beziehung unterwegs. Ich hatte zu der Zeit regelmäßige Seelsorgegespräche, wo wir herausgearbeitet hatten, dass ich Essen oft als Ventil benutzte. Auch der Begriff „emotionales Essen“ war in diesen Gesprächen schon gefallen. Dass ich es hier mit einem gestörten Essverhalten zu tun hatte, wurde mir allerdings erst einige Monate später klar, und auch wenn „emotionales Essen“ keine offiziell anerkannte Essstörung ist, so fühlte es sich für mich doch so an und ich wollte unbedingt etwas ändern.

Anfangs gab es keine offensichtlichen Anzeichen dafür, dass ich ein gestörtes Essverhalten hatte. Na klar gab es hier und da das übliche Stückchen Schokolade zu viel, die Chipstüte, die an einem Abend ganz geleert wurde, und immer mal wieder ein paar Kilos rauf und runter; aber generell hatte ich Normalgewicht, ernährte mich meist gesund, machte viel Sport, und mal etwas mehr oder weniger auf der Waage war doch ganz normal. Eine Essstörung – war das jetzt nicht etwas übertrieben?

Als ich mich mehr damit auseinandersetzte, fing ich auch an, mit einer guten Freundin darüber zu sprechen. Schnell stellte sich heraus, dass sie mit demselben Problem zu tun hatte. Da unser Kontakt zu dieser Zeit enger wurde, wir auch die unangenehmen Dinge im Leben teilten und füreinander beteten, gingen wir das Thema gemeinsam an, lasen eines von wenigen Büchern über emotionales Essen und tauschten uns darüber aus. In den Beschreibungen der Autorin fanden wir uns wieder und waren dankbar, dass es jemanden gab, der das in Worte fassen konnte, was wir am eigenen Leib erlebten.

Bei mir äußerte es sich so, dass ich immer anfing zu essen, wenn eine Emotion aufkam – positiv wie negativ. Wenn die Emotion besonders intensiv war, konnte ich mich oft nicht stoppen – ich hatte einen Essanfall. Dann stopfte ich alles in mich hinein, bis ich das Gefühl nicht mehr spürte und mir einbildete, zufrieden zu sein.

Meist fanden diese Essanfälle zu Hause statt, wo es niemand mitbekam. Ich bereitete mir eine Mahlzeit zu, von der ich zwei bis drei Tage hätte essen können, und holte mir so lange einen Nachschlag, bis nichts mehr übrig war. Auch wenn ich nach dem ersten Teller körperlich gesättigt war, hatte ich immer noch das Gefühl, Hunger zu haben.

Manchmal, wenn ich es schaffte, Portionen für die nächsten Tage aufzuheben, überkam mich die „Jetzt was Süßes zum Nachtisch"-Lust. Und auch hier konnte ich mich dann nicht zügeln. Ich fing z. B. mit einem Stück Schokolade an und legte mir im Kopf schon Ausreden zurecht, warum danach auf jeden Fall noch ein Stück drin war. Das ging so lange, bis die Schokoladenpackung leer war oder ich richtig Bauchschmerzen bekam, weil ich mehr als genug gegessen hatte.

Eine weitere Form, wie ich diese Essanfälle erlebte, war das, was ich „grasen" nenne. Dann lief ich vom Kühlschrank über den Vorratsschrank zur Süßigkeitenschublade und wieder zurück zum Kühlschrank, immer auf der Suche nach etwas Essbarem. Ich nahm mit, was ich fand, und aß, was es gab, selbst wenn ich eigentlich keinen Appetit darauf hatte.

Sogar auf Partys oder Feiern gab es Momente, in denen ich mich nicht bremsen konnte. Das Büfett war oft zu verlockend, die Stimmung zu gut und mein Bedürfnis so stark, diese Emotionen zu regulieren, dass ich dachte, ich müsste alles vom Büfett probieren. Die Portionen waren dann aber größer als einfache Probierportionen. Um das zu vertuschen, nahm ich mir bei jedem erneuten Gang zum Büfett einen frischen Teller oder setzte mich zu verschiedenen Leuten.

Doch die erhoffte Zufriedenheit stellte sich danach nie ein. Eher im Gegenteil: Oft fühlte ich mich von jetzt auf gleich körperlich und vor allem seelisch richtig elend. Dann zog ich mich in mich zurück, was nach außen hin nicht auffiel, und schämte mich zutiefst. Die darauffolgenden Tage aß ich meist weniger oder fastete komplett und baute zusätzliche Sporteinheiten in meinen Alltag ein. Meine Gedanken waren dann immer sehr negativ und ich verurteilte mich selbst.

Das alles geschah sehr lange, ohne dass ich mir dessen bewusst war. Als ich anfing zu begreifen, was da eigentlich passierte, stellte ich mehr und mehr fest, dass dieser Kreislauf nicht nur ab und zu in Gang kam, sondern ein alltäglicher Begleiter war und ich mit dem Essen meine Gefühle regulierte. Das Essen war meine Freude, mein Feierbegleiter, mein Tröster, meine Beruhigung, mein Stressabbau und vieles mehr. Dies alles zu erkennen, war ganz schön schwer, und mir war schnell klar, dass ich damit nicht einfach so aufhören konnte. Essen ist überlebenswichtig, und das emotionale Essen ist keine Sucht, bei der man die Substanz, die man konsumiert – also das Essen – einfach weglassen kann.

Umso dankbarer war ich, dass ich alles vor Gott bringen konnte. Ich lud ihn also ein, mir zu helfen, denn ich wusste nicht, wie ich mit alldem umgehen sollte. Ab und zu betete ich auch ganz konkret für Heilung, doch ich erlebte keine Spontanheilung, sondern es begann ein längerer Prozess. Auch wenn es mir anfangs noch lieber gewesen wäre, dass Gott das emotionale Essen einfach weggenommen hätte, kann ich heute sehen, wie wichtig und wertvoll es war, durch diesen Prozess gegangen zu sein.

Gott machte mir klar, dass das emotionale Essen dazu diente, meine Gefühle zu betäuben, und dass ich eigentlich eine ganz andere Sehnsucht in mir hatte – ein Loch in meiner Seele, das ich mit Essen stopfte.

Und auch das, was ich als „normal“ abgestempelt hatte, stellte sich als nicht gesund heraus. Ich hatte regelmäßige Gewichtsschwankungen, Sport machte ich oft aus großem Druck heraus, um meine Kilos einigermaßen im Griff zu behalten, und zwischen all den Essanfällen hatte ich einen richtigen Zwang, mein Essen stark zu kontrollieren – sei es durch Kalorienzählen, Lebensmittelabwiegen oder Verbote, bestimmte Lebensmittel zu mir zu nehmen.

Das war sehr anstrengend, und immer wenn ich es geschafft hatte, ein wenig abzunehmen, folgte schon bald eine unglaubliche Erschöpfung, und ich nahm wieder zu, manchmal sogar mehr, als ich zuvor abgenommen hatte. Dann hatte ich keine Kraft mehr, Sport zu machen, und das Essen war mir egal, wodurch ich nur noch mehr Essanfälle hatte. Wenn das Gewicht dann für mein Empfinden zu viel wurde, schämte ich mich und beschloss, ab jetzt alles besser zu machen, diesmal langfristig abzunehmen. So begann der Kreislauf von vorne: exzessives Sportprogramm, Essen kontrollieren bis hin zur erneuten Erschöpfung.

Ich merkte richtig, wie belastend das alles für meine Seele war, und auf diese Weise rüttelte Gott mich wach. Er ist so gut. Den Weg der Heilung hatte er schon für mich vorbereitet. Als ich ihn im Gebet nach einem Wort fragte, das er über das bevorstehende Jahr stellen wollte, kam mir das Wort „Heilung" in den Sinn, zusammen mit dem Vers aus Markus 5,34 (NGÜ): „‚Meine Tochter', sagte Jesus zu ihr, ‚dein Glaube hat dich gerettet. Geh in Frieden! Du bist von deinem Leiden geheilt.'"

Ich verstand dies als direkte Zusage Gottes. Sie hat mir so viel Kraft und Hoffnung für den Heilungsweg gegeben. Auch dass Gott mir die Freundin, mit der ich alles zusammen durchstehen durfte, an die Seite gestellt hatte, ermutigte mich sehr. Ich fing also an, mich auf den Prozess einzulassen, und ging Schritt für Schritt durch Erkenntnisse, Schmerz, Tränen und Scham.

Der Heilungsweg begann damit, Gott zu vertrauen und ihm das Thema hinzugeben. Das bedeutete, alles loszulassen – auch die Kontrolle über den Sport, das Essen und mein Körpergewicht. Meine Freundin und ich beschlossen, nicht mehr zu kontrollieren, nichts mehr aus Druck zu tun und keine Kalorien mehr zu zählen. Das für mich Schwerste, aber Wichtigste war, mich von jetzt an nicht mehr auf die Waage zu stellen.

Leider wusste ich mit dieser vermeintlich neu gewonnenen Freiheit nicht umzugehen, und so kam es, dass ich mehr Essanfälle hatte als je zuvor – denn nun war ja alles erlaubt und der Maßlosigkeit waren keine Grenzen gesetzt. Das ging eine ganze Weile so, bis ein weiterer ausschlaggebender Moment kam. Der Heilige Geist überführte mich und zeigte mir u. a. durch die Bibelstelle in Galater 5,19-21, dass Maßlosigkeit, Völlerei oder auch Fressgier Sünde ist (je nach Bibelübersetzung werden hier unterschiedliche Begriffe verwendet). Es ist ein Verhalten, das mich von Gott trennt und mit dem ich ihn und meinen Körper nicht ehre.

Leider werden dieser und ähnliche Verse oft missbraucht, um Druck zu machen oder zu verurteilen. Das sollen sie auf keinen Fall. In meinem persönlichen Prozess nutzte Gott diese Verse, um mir die für mich wichtige Wahrheit nahezulegen – und das tat er auf sehr liebevolle und behutsame Weise. Er ließ mich damit nicht allein, sondern half mir zu verstehen, dass mein Körper ein Tempel ist, in dem der Heilige Geist wohnt, und dass Jesus einen hohen Preis dafür bezahlt hat. Ich sollte mit meinem Körper also so umgehen, dass es Gott Ehre bringt (s. 1. Korinther 6,19-20). Das traf mitten in mein Herz. Ich bat Gott um Vergebung und darum, mir zu helfen, ihn mit meinem Körper zu ehren.

So ging der Prozess weiter mit viel Gebet. Gott deckte immer wieder Dinge auf, die es galt, nach und nach loszulassen. Wo ich diesen Prozess anfangs gerne noch umgangen wäre, merkte ich nun, dass Gott mich immer näher zu sich heranzog, und auch wenn einiges dabei sehr schmerzhaft war, brachte es mich jedes Mal einen Schritt mehr in die Freiheit. Gott war die ganze Zeit über sehr klar und gleichzeitig sehr liebevoll.

Ich lernte auf diesem Weg zu erkennen, wie mein Essverhalten eng mit ungesunden Wurzeln in meinem Leben zusammenhing – also Bereichen, wo es Verletzungen, Schmerz, Schuld und Unvergebenheit gab, aber auch, wo ich keine Grenzen hatte. Vieles hatte mit meinen Bedürfnissen zu tun: geliebt, gesehen und gewollt zu sein. Ich gab Gott die Erlaubnis, die ungesunden Wurzeln und Lügen zu entfernen, durch seine Wahrheiten zu ersetzen und mich mit ihm zu füllen.

Und das tat er – sehr eindrücklich sogar. Nach einer intensiven Gebetseinheit im Gebetsraum während einer 21-tägigen Gebets-

und Fastenzeit, die wir als Church zweimal im Jahr machten, beschenkte er mich damit. Ich hatte das emotionale Essen viel umbetet, doch der erhoffte Durchbruch war noch ausgeblieben. Stattdessen arbeitete Gott mit mir am Thema Zugehörigkeit, denn das war auch so eine Sache, mit der ich sehr zu kämpfen hatte. Ich fühlte mich nie richtig zugehörig, sehnte mich aber sehr danach und suchte oft in den falschen Dingen das Gefühl, dazuzugehören und Teil von etwas zu sein.

An diesem Tag also betete ich sehr intensiv und versuchte, Gott zu hören, doch es geschah nichts. Als ich dann aus dem Gebetsraum ging und auf dem Weg zum Ausgang den großen Hauptraum durchquerte, blieb ich mittendrin stehen. Ich war ganz allein, schaute mich um, und auf einmal überkam mich eine wohlige Wärme und die Gewissheit: Ich gehöre dazu! Ich bin Teil der Gemeinde von Jesus, ich bin gewollt und geliebt. Ich wusste, das spricht mir Gott gerade zu.

Anfangs verknüpfte ich das nicht mit meinem Essverhalten, doch einige Zeit später fiel mir auf, dass ich mein Frühstück nicht aufgegessen hatte – so etwas kam sonst nie vor. Ich war total erstaunt. Gleichzeitig merkte ich, dass ich tatsächlich keinen Hunger mehr hatte, und räumte das übrig gebliebene Essen für später in den Kühlschrank. Und so ging es immer weiter, fast unbemerkt hörte ich einfach auf zu essen, wenn ich keinen Hunger mehr hatte. Ich brauchte nicht mehr, wie sonst so häufig, die Naschereien zwischendurch und auch die Essanfälle waren auf einmal weg.

Meine Dankbarkeit war und ist auch heute noch unendlich groß für dieses Geschenk der Freiheit und dass Gott mich auch noch näher zu ihm und an sein Herz gebracht hat. So oft, wenn ich meine Geschichte erzähle, bewegt es Menschen und bringt ihnen Erkenntnis und Freiheit in ihr Leben. Ich liebe es so sehr, dass ich damit nun anderen dienen darf, und hoffe, dass auch du gestärkt und ermutigt bist, während du das liest.

Zum Abschluss ist es mir wichtig zu sagen, dass es auch heute noch, nachdem ich schon längere Zeit frei bin, Momente gibt, in denen ich mit Essanfällen konfrontiert bin. Aber sie sind deutlich schwächer ausgeprägt als früher, und in diesen Momenten darf ich mich und die geistliche Welt daran erinnern, dass ich frei bin, darf diese Freiheit immer wieder neu ergreifen und auf Gott vertrauen, dass er mich wirklich frei gemacht hat.

MIT GOTT DURCH DIE ESSSTÖRUNG

David ist eine Person in der Bibel, mit der ich mich besonders verbunden fühle. Es beeindruckt und ermutigt mich immer wieder zu lesen, wie sehr Gott ihn allen widrigen Umständen zum Trotz gebraucht hat. Gott selbst war es, der Samuel beauftragt hatte, David zum zukünftigen König zu salben. Dabei war David der Jüngste unter seinen Brüdern und als Hirte der Schafherde nach draußen verbannt, damals eine sehr gering geschätzte Aufgabe.

Später sehen wir, dass es genau dieser Umstand war, mit dem Gott ihn darauf vorbereitete, Unmögliches zu wagen und den Riesen Goliat, der das israelitische Volk bedrohte, mit einer Steinschleuder umzubringen. Wir lesen außerdem, wie Gott selbst David beschützte und leitete, als dieser auf der Flucht vor Saul war, dem noch regierenden König, der David umbringen wollte.

Als David nach vielen Herausforderungen schließlich selbst König geworden war, erlag er eines Tages der Versuchung und beging Ehebruch. Als er dann erfuhr, dass aus diesem „Fehltritt" ein Kind entstanden war, ging er noch einen Schritt weiter und schmiedete einen Plan, der dem betrogenen Ehemann das Leben kosten sollte. Der Mordplan gelang. Der Prophet Nathan führte David später sein Vergehen vor Augen, David bereute, was er getan hatte, musste aber mit dem Tod seines Sohnes die Konsequenzen für sein Handeln tragen.

Gott war sicherlich nicht begeistert von allem, was David tat und dachte, aber er war immer bei ihm. Gott ließ David nie im Stich, auch dann nicht, wenn er falsche Wege ging. Er hatte gute Pläne für David und die änderten sich auch nicht, als David Ehebruch beging oder einen Mord in Auftrag gab. Im Laufe seines Lebens hat er sich immer wieder in verzweifelten, wenn nicht gar aussichtslosen Situationen wiedergefunden. Und doch waren es gerade diese Situationen, die Gott gebraucht hat, um durch David einen gewaltigen Unterschied zu machen.

Das ist das, was mich am Leben von David immer wieder ermutigt. Mir tut es so gut zu sehen, dass das Gute, das Gott für uns und unser Leben vorbereitet hat (s. Jeremia 29,11), vor allem von ihm selbst abhängt und nicht davon, dass wir uns immerzu fehlerfrei verhalten und in jedem Moment die eine richtige Entscheidung treffen. Das, was Gott in und durch unser Leben tun möchte, ist auch nicht abhängig von den Umständen, in denen wir uns gerade befinden.

Viel wichtiger ist das, was David tat: In allen Höhen und Tiefen suchte er Gott. Die Ehrlichkeit, mit der er dem König aller Könige sein Herz ausschüttete, ist radikal. Von Lobpreis bis zur Klage, sich von Gott verlassen zu fühlen, ist alles dabei. Wenn ich die Psalmen Davids lese, berührt es mich, wie echt sich die Beziehung anfühlt, die Gott und David führten. David erkannte immer wieder klar an, dass Gott Gott ist, und begegnete ihm voller Ehrfurcht. Dennoch hielt ihn das nicht davon zurück, seine Wut auf Gott oder seine Enttäuschung zum Ausdruck zu bringen. Später wird David als Mann, der Gott Freude macht, beschrieben (s. 1. Samuel 13,14) – was für ein Kompliment!

Ich erinnere mich an zwei Tiefpunkte in der Zeit, als ich noch an der Essstörung litt. Einmal lag ich auf der Intensivstation im Bett und hörte das Lied „Anker in der Zeit“. Auch wenn das schon viele Jahre her ist, weiß ich noch genau, wie gehalten ich mich in diesem Moment gefühlt habe. Wie David befand ich mich damals in einer verzweifelten Lage, aber in den Momenten, in denen ich mich Gott zuwandte, spürte ich, dass ich trotz allem gehalten war. Meine Situation sah zwar nicht unbedingt danach aus und doch gab mir diese tiefe Gewissheit, dass Gott da ist und die Kontrolle hat, Frieden und Zuversicht.

Fünf Jahre später kämpfte ich mittlerweile mit der Bulimie. Ich war verzweifelt und verbittert und sah keinen Sinn mehr darin,

Gott weiterhin zu suchen. Ich fühlte mich im Stich gelassen, war wütend und enttäuscht. Also entschied ich mich, von Gott wegzulaufen und nicht wie David mit alldem in Gottes Arme zu rennen.

Zu der Verzweiflung im Kampf gegen die Bulimie kam nun eine tiefe Hoffnungslosigkeit, die Frage: „Wozu das Ganze eigentlich?" Es fühlte sich alles nur noch sinnlos an. Auch wenn die Situation vorher noch so hart gewesen war, so hatte ich mit Jesus immerhin noch einen Funken Hoffnung in meinem Leben gehabt. Mit der Entscheidung, Gott den Rücken zu kehren, schwand auch meine letzte Hoffnung. Prinzipien, die mir früher etwas bedeutet hatten, waren mir nun egal. Ich ließ mich auf Beziehungen ein, von denen ich im Vorhinein schon wusste, dass sie mir nicht guttun würden, ich trank Alkohol – zu oft und zu viel. Ich tat Dinge, die mein Schamgefühl nur noch vergrößerten.

Auf der einen Seite war mir auch das egal, auf der anderen Seite spürte ich, wie der Kloß in meinem Hals immer größer wurde. Doch ich wusste nicht, wohin damit. Wohin konnte ich jetzt noch mit all dieser Last und Scham gehen? Ich fühlte mich immer schlechter und schämte mich schrecklich und war mir gar nicht mehr sicher, ob ich überhaupt noch beten durfte. Schließlich war *ich* diejenige, die sich von Gott abgewandt hatte.

Ich weiß nicht, wie lange du schon kämpfst und wie oft du dich schon gefragt hast, wann Gott endlich eingreift. Vielleicht bist du auch an dem Punkt, an dem du dich fragst, was der Glaube dir eigentlich bringt. Vielleicht hast du Gott schon den Rücken gekehrt und bist wütend und enttäuscht, dass er dich im Stich gelassen hat. Du brauchst dich deswegen nicht schlecht zu fühlen. Ich kann dich so gut verstehen. Und was noch viel wichtiger ist: Gott kann dich auch verstehen. Es zerbricht sein Herz, dich so kämpfen und leiden zu sehen. Er ist für dich. Er will, dass es dir gut geht. Er will ein Leben mit dir. Er liebt dich. Und obwohl das wahr ist, können wir all das manchmal nicht annehmen oder gar fühlen.

Ich habe die Erfahrung gemacht, dass es oft nicht unsere verzweifelte Lage selbst ist, die uns dazu bringt, Gottes Liebe für uns infrage zu stellen. Vielmehr sind es die Schlüsse, die wir daraus über uns selbst, unseren Glauben und über Gott ziehen. Ich glaube fest an einen Gott, wie David ihn erlebt hat – einen Gott, der uns durchs finstere Tal trägt und den keine Schuld dieser Welt davon abhalten kann, unsere Nähe zu suchen.

Ich glaube: Auch wenn es uns so schwerfällt zu verstehen, warum Gott manchmal erst so spät oder auch gar nicht auf unsere Gebete oder gar Hilfeschreie antwortet, ist er immer da und wird uns nie verlassen. Egal an welchem Punkt deiner Reise du gerade stehst: Ich möchte dich ermutigen, Gottes Hand festzuhalten oder sie wieder zu ergreifen. Er hält dich und lässt dich nicht fallen.

Im Folgenden möchte ich kurz auf drei Schlussfolgerungen eingehen, die uns oft dazu verleiten, an uns selbst, an Gott und an unserem Glauben zu zweifeln, und dich ermutigen, diese Schlussfolgerungen infrage zu stellen.

Mein Glaube sollte mich doch frei machen. Aber ich kämpfe jetzt schon so lange mit der Essstörung, das kann doch nur bedeuten, dass ...

... Gott mich nicht genug liebt.

Gott liebt dich. Er hat sich zuerst entschieden, dich zu lieben (1. Johannes 4,19). Und wenn wir Gottes Wort glauben, wissen wir, dass er zu seinen Entscheidungen steht. Lass nicht zu, dass die Lüge „Mir geht es so schlecht, weil Gott mich einfach nicht genug liebt“ dich von Gott wegstößt. Ich habe keine Erklärung dafür, warum es dir so geht, wie es dir gerade geht. Aber ich ermutige dich: Wirf dich mit all deinem Schmerz und deinen Fragen in Gottes Arme.

... ich kein guter Christ bin (nicht genug glaube und/oder bete).

Jesus ist für dich gestorben, weil du durch keine Leistung der Welt das hättest schaffen können, was er am Kreuz für dich getan hat. Das ist der Inbegriff des Evangeliums. Lass dir nicht einreden, dass die Tatsache, dass es dir nicht gut geht, bedeutet, dass du nicht genug glaubst oder nicht oft und lange genug betest. Denn diese Gleichung geht bei Gott nicht auf.

... ich keine gute Beziehung mit Jesus haben kann.

Wie war das noch? David mit all seinen Ecken und Kanten wird in der Bibel als ein Mann, der Gott Freude macht, bezeichnet (1. Samuel 13,14). Das, was David auszeichnet, ist, dass er mit allem, seinen Höhen und seinen Tiefen, zu Gott gekommen ist. David hat Gott immer wieder sein Herz ausgeschüttet. Da war von Wut über Schmerz und Trauer bis hin zu Lobpreis alles dabei.

Schütte Gott dein Herz aus – immer und immer wieder. Es gibt nichts, was er nicht sowieso schon weiß. Deine geheimsten Gedanken sind ihm vertraut. Also, hab keine Angst. Du darfst deine Wut auf Gott zum Ausdruck bringen. Du darfst ihn anklagen. Er kann damit umgehen.

Gott ehrlichen Herzens mit all deinen Emotionen zu begegnen, verbindet eure Herzen. Das Einzige, was dich von ihm auf Distanz hält, ist, wenn du versuchst, dich zusammenzureißen und die negativen Emotionen vor Gott zu verbergen. Du wirst merken, dass dadurch dein Herz nur immer härter wird. Und das bringt Distanz in eure Beziehung.

Fang damit an, ehrlich vor Gott zu treten. Gott sieht dich und hört dir zu. Probiere es aus – immer und immer wieder. Lass nicht zu, dass diese Krankheit dir den letzten Funken Hoffnung nimmt, denn deine Hoffnung ist Jesus, und Jesus ist ewig!

Vielleicht hast du dir dieses Buch gekauft oder es geschenkt bekommen und kennst Jesus gar nicht. Dann möchte ich dir kurz erzählen, wer Jesus ist. Jesus ist Gottes Sohn. Er ist Mensch geworden und für die Dinge, die dich und mich von Gott trennen, am Kreuz gestorben, damit wir wieder in inniger Verbindung mit Gott leben können und die Ewigkeit mit ihm verbringen dürfen. In Johannes 3,16 (NGÜ) heißt es: „Denn Gott hat der Welt seine Liebe dadurch gezeigt, dass er seinen einzigen Sohn für sie hergab, damit jeder, der an ihn glaubt, das ewige Leben hat und nicht verloren geht." Vielleicht hast du gerade den Eindruck, dass Jesus zu dir spricht und dich einlädt, ihm dein Leben zu geben. Wenn du möchtest, kannst du das jetzt mit einem einfachen Gebet tun:

*Lieber Gott, danke, dass du mich liebst. Danke, dass du nur das Beste für mich willst. Mir ist klar geworden, dass ich bisher ohne dich gelebt habe. Das tut mir leid. Bitte vergib mir meinen Alleingang und alle meine Sünden. Danke, Jesus, dass du dafür gestorben bist! Ich will jetzt mit dir und für dich leben. Sei mein Gott, sei mein Retter und sei mein Freund. Bitte fülle mich mit deinem Geist. Mit deiner Liebe, Freude und Kraft. Damit ich dich und meine Mitmenschen lieben kann wie mich selbst. Amen.**

Ilka

* Vgl. https://thefour.com/de/your-point/#ja, zuletzt aufgerufen am 20.03.2023.

OHNE GEFÜHLE GEHT ES NICHT

Warum Gefühlsregulation ein Schlüssel ist

Auf meinem Weg aus der Essstörung habe ich über die Jahre sehr viel gelernt. Dennoch blieb der entscheidende Durchbruch in Bezug auf Heilung aus. Das war zwischendurch superfrustrierend, weil ich merkte, dass ich nicht richtig vorwärtskomme.

Und das lag an einem einfachen Grund: Ich kämpfte immer gegen den falschen Gegner: gegen mich selbst. In diesem Kampf verlor ich viel Kraft, ohne nachhaltige Siege zu erringen. Ich spürte, dass das kein hilfreicher Kreislauf war, kam aber nicht raus. Ich dachte: Wenn ich aufhöre zu kämpfen und loslasse, dann bedeutet das automatisch, den Kampf gegen die Essstörung zu verlieren. Und da ich nicht wusste, wie ich es anders machen könnte, klammerte ich mich krampfhaft an das, was mich irgendwie über Wasser hielt.

Grundsätzlich kämpfte ich ja auch „für das Gute“: dafür, keine Rückfälle ins Erbrechen zu haben und den Gedanken der Essstörung nicht nachzugeben. Dabei drehte ich mich aber nur um das Symptom, nie um das, was dahinterlag. Und egal wie sehr ich mich anstrengte, die richtige Stelle zu finden, an der ich meine Kraft für den Genesungsweg einsetzen konnte: Ich fand sie nicht. Und das war hart!

Dieser Kreislauf aus „Ich glaube, ich kämpfe hier falsch, aber ich weiß nicht, was ich stattdessen tun könnte“ begann, fast zwanzig Jahre nachdem ich das erste Mal in die Bulimie rutschte. Mittlerweile zog er sich schon über ein Jahr hin, als plötzlich mehreres gleichzeitig passierte: Ich hatte viel über Trauma und über den Umgang mit Gefühlen gelernt, hatte Dinge darüber gelesen, verinnerlicht und dem Prozess, das neu Gelernte zu üben, Raum gegeben. Plötzlich schien es, als würden einzelne Puzzleteile an ihren Platz fallen, und ich sah das Gesamtbild deutlicher. Ohne große Anstrengung hatte ich mit einem Mal einen Schlüssel in der Hand und Dinge veränderten sich deutlich. Und weil das für mich und für viele andere Betroffene auf ihrem Heilungsweg so ein wichtiges Thema ist, will ich dich an dieser Stelle mit in diesen Prozess hineinnehmen.

Ich dachte lange, dass die Essstörung mein Problem ist. Erst war es das Gewicht, das sich ändern sollte. Später dann wusste ich, dass ich mir und meiner Gesundheit mit dem Erbrechen schade und aus der Bulimie rauskommen muss. Also fing ich an, auch dieses „Problem" zu bearbeiten. Als seien die einzelnen Krankheitsbilder eine Art To-do-Liste, von der ich nur alles abarbeiten musste, um gesund zu sein.

Dabei habe ich lange nicht verstanden, dass die Essstörung nur ein Symptom, aber nicht das Problem und schon gar nicht die Wurzel war. Das ist einer der Schlüssel dieses Heilungsweges: Es geht nicht um das, was die Essstörung macht, sondern darum, was sie sagt. Sie ist eine Kompensationsstrategie, ein Überlebenswerkzeug. Ilka beschreibt das später auch in ihrem Text „An dem Warum kommst du nicht vorbei": Die Essstörung ist nicht nur Feind, sondern auch unverzichtbarer Begleiter.

Das anzuerkennen, ist hart, weil es oft viel Scham mit sich bringt. Heißt das dann, dass wir uns die Krankheit ausgesucht haben? Nein. Die Essstörung ist das, was wir hatten, als wir nicht anders mit unserer inneren Not umgehen konnten. Sie hat ihre Funktion erfüllt. Auf unserem Heilungsweg geht es darum, diese Funktion zu verstehen und stattdessen gesunde Muster zu erlernen, sodass wir die Essstörung mit der Zeit loslassen können.

Was wir aber häufig machen, ist zu versuchen, etwas an uns zu verändern, um die Essstörung endlich loszuwerden. Wir denken, dass wir nur erst genug Disziplin haben und abnehmen müssen, damit wir ein gesundes Leben führen können. Wir müssen nur endlich genug Stärke aufbringen, um nicht mehr zu erbrechen oder … (hier kannst du einsetzen, was für dich zutrifft). Dabei wiederholen wir genau das, was andere früher mit uns gemacht haben, und verletzen uns weiter. Vor allem aber bleiben wir dabei im Kampf gegen uns selbst.

Erst als ich verstanden habe, dass es nicht um ein Entweder-oder geht, konnte ich weitere Schritte Richtung Freiheit gehen. Denn, und das ist ein Punkt, den ich erst viel später verstanden habe: Heilung geschieht nicht durch Kontrolle. Kontrolle ist etwas, das aus Angst entsteht. Kontrolle bedeutet, weiter im Kampf zu sein. Im Kampf liegt aber keine Freiheit. Der Kampf, der sich um Kontrolle dreht, ist unglaublich schwer, und ich glaube, dass wir ihn nicht gewinnen können. Weil es nie genug sein wird, weil Kontrolle nie zufrieden sein wird – eben, weil sie aus Angst gespeist wird. Stattdessen führt er immer wieder zu neuer Scham, zu einem Gefühl, versagt zu haben, und zur Verdammnis.

Was also braucht es auf dem Weg?

Gefühle wieder wahrnehmen

Um zu lernen, was hinter der Essstörung liegt, müssen wir wieder fühlen. Das ist schwer, das will ich nicht kleinreden. Die Beschäftigung mit dem, was hinter den Symptomen liegt, ist auch deshalb so hart, weil es mit viel Schmerz zu tun hat. Den wollen wir nicht (noch einmal) fühlen – was logisch ist! Und das ist auch okay. Wenn dir deine Gefühle zu viel werden, ist das eine verständliche Reaktion und heißt nicht, dass du etwas falsch machst!

Wenn wir zu diesem Werkzeug greifen, dann deshalb, weil es uns hilft, die Dinge zu überleben, die wir anders nicht aushalten können. Solange wir keine anderen Strategien haben, um anders mit unseren Gefühlen umzugehen, können wir das nicht ersetzen. Also ist die Frage, wofür die Essstörung Alarm schlägt. Wofür hungern, essen oder erbrechen wir?

Um überhaupt einen Zugang zu deinen Gefühlen zu bekommen, kann es hilfreich sein, Tagebuch zu schreiben, weil sich dabei manchmal Dinge zeigen, die wir vorher gar nicht bewusst wahrgenommen haben. Im Internet findest du viele Fragen, die dabei helfen können, sich den eigenen Gefühlen zu nähern.

Mir hat es während dieses Prozesses geholfen, den Brechdruck wie eine Alarmanlage zu sehen. Wenn er losging, wusste ich, dass etwas nicht stimmt, und ich habe mir Zeit genommen zu schauen, was tatsächlich los ist. Worauf reagiert der Brechdruck? Habe ich heute besonders viel Stress erlebt? Habe ich einen Konflikt? Bin ich müde oder traurig, fühle ich mich allein? Was genau triggert den Druck? Mit der Zeit bekam ich immer mehr Übung darin zu verstehen, wofür das Symptom gerade wichtig war, und wusste immer schneller, warum der Alarm anging.

Gefühle wieder zu fühlen, ist ein langer Prozess. Viele Menschen erleben dabei verschiedene Phasen wie Wut oder Trauer. Plötzlich wird Raum frei für Trauer darüber, wie verletzend Menschen waren, oder du wirst wütend und traurig darüber, wie groß die innere Not war und ist, dass du Situationen und Umstände nicht anders überleben kannst, als zu hungern oder dich mit Essen oder Erbrechen zu betäuben.

Es kann aber auch sein, dass du betrauerst, was du durch die Essstörung verloren hast, und erkennst, was sie dir geraubt hat: Freundschaften, Beziehungen, entspannte Gemeinschaft auf Partys und Mahlzeiten mit Freunden zu genießen. Vielleicht hat sie dir auch deine Gesundheit genommen. Die Trauer darüber darf Raum haben!

Auf der anderen Seite fühlst du vielleicht, wie eine neue Sehnsucht nach genau diesen Momenten in dir wächst: die Einladung bei Freunden nicht abzusagen aus Angst, die Pizza nicht essen zu können. Und plötzlich spürst du eine neue Sehnsucht nach Freiheit, die du nutzen kannst. Denn sie sagt dir, dass es noch etwas anderes geben muss als das, was du kennst. Ohne das Gefühl von Sehnsucht würden wir uns vielleicht gar nicht auf den Weg machen. Sehnsucht kann dir helfen, dranzubleiben und weitere Schritte zu gehen. Vor allem dann, wenn sich die Schritte klein und ewig lang anfühlen.

Gefühle regulieren lernen

Ein Bild, das mir immer wieder geholfen hat, mich und meinen Umgang mit Gefühlen besser zu verstehen, ist das sogenannte Toleranzfenster. Dan Siegel, Professor für Psychiatrie, hat dieses Konzept des Gefühls-Toleranzfensters entwickelt und erklärt damit, was in uns und mit unserem Nervensystem geschieht, wenn wir unter Stress stehen.

Stell dir einen rechteckigen Rahmen vor, durch den zwei parallele Linien laufen. Wie bei einem EKG, das deine Herzströme misst, verläuft dazwischen eine Kurve, die mal hoch- und mal runtergeht. Hast du einen entspannten Tag bei der Arbeit oder es gibt keine besonderen Vorkommnisse, bewegt sich die Kurve relativ ausgeglichen zwischen den beiden Linien. Das ist der Bereich, in dem du dich wohl- und sicher fühlst, in dem du Emotionen gut händeln, Neues lernen und auf Stress gut reagieren kannst.

Steigen Stress und Anspannung oder fühlen wir Emotionen so stark, dass sie uns überfordern, werden die Ausschläge größer. Ist die Stresskurve so hoch, dass wir die obere Linie sogar überschreiten, verstärkt das Gefühle wie Angst und Scham oder sorgt für Schlaflosigkeit und eine hohe körperliche Anspannung und Unruhe. Wenn wir die untere Linie durchbrechen, flachen Gefühle ab. Dann fühlen wir uns depressiv, erschöpft oder traurig.

Jeder von uns hat ein individuelles Toleranzfenster, veranschaulicht durch die beiden Linien oben und unten. Wie hoch das Fenster ist, hängt von unserer Tagesform oder der jeweiligen Situation ab, die wir erleben; aber auch davon, wie gut wir als Kinder gelernt haben, Emotionen zu spüren oder mit Stress umzugehen. Gefühle zu regulieren, können wir nur über Co-Regulation durch unsere Eltern oder andere Bezugspersonen lernen. Traumatische Erfahrungen bzw. fehlende Co-Regulation führen dazu, dass das Toleranzfenster eng wird, sodass wir häufig aus dem Rahmen fliegen und uns wesentlich gestresster, angespannt, ängstlich oder erschöpft fühlen. Jedes Mal, wenn wir uns außerhalb des Toleranzfensters bewegen, muss das Nervensystem wieder reguliert werden, um aus dem jeweiligen Zustand geholt zu werden.

Das klingt anstrengend, oder? Ist es auch, vor allem, je enger das Toleranzfenster ist. Aber, und das ist ein großes und deutliches Aber: Das Toleranzfenster kann sich verändern, wir können es erweitern. Indem wir mit uns, unserem Körper und unseren Gefühlen in Kontakt treten, liebevoll und achtsam mit uns umgehen und immer wieder neu üben, wächst der Bereich, sodass wir mit der Zeit immer mehr Gefühle spüren und auch gut halten und tragen können. Unsere Kapazität und unsere Kraft, mit Stress und Konflikten umzugehen, wachsen, sodass wir immer weniger auf unsere Kompensationsstrategien wie die Essstörung zurückgreifen müssen.

Was unterwegs geschieht

Dieser ganze Prozess ist deshalb oft so langwierig, weil wir Dinge umprogrammieren müssen, die uns in unserer frühesten Kindheit schon zutiefst geprägt haben und die wir unser Leben lang auf dieselbe Weise gehändelt haben. Es braucht viele Übungen und Wiederholungen, um zu lernen, Gefühle wieder mehr oder anders wahrzunehmen. Es ist nicht leicht, in einem Konflikt oder einer Drucksituation nicht mit dem bisherigen Automatismus der Essstörung zu reagieren.

Das gilt auch für andere Reaktionsmuster, die wir bisher hatten. Flucht aus der jeweiligen Situation kann ebenfalls eine Art sein, wie wir mit Herausforderungen und Druck umgehen. Und gerade weil das über die Jahre so eine automatische Reaktion war, ist es umso schwerer, sich zu entscheiden, neue Wege zu gehen und anders zu handeln. Dafür braucht es Zeit und viele Wiederholungen.

Manchmal können Gefühle auch zu viel werden. Und das ist ganz normal. Vielleicht hilft es dir dann, dir in Erinnerung zu rufen, dass es nicht darum geht, den Schmerz deiner Vergangenheit noch einmal zu erleben oder dorthin zurückzugehen. Es geht vielmehr darum zu fühlen, was war und wieso es zur Essstörung kam, und dann zu erkennen, was du heute brauchst. Eine Therapeutin hat mir mal gesagt: „Es reicht, wenn du den großen Zeh in die Situation und das Gefühl steckst, du musst nicht komplett hineintauchen!"

Nur wenn wir unsere Gefühle wahrnehmen und in der Lage sind, ihnen einen Raum zu geben und sie nicht nur auszuhalten, sondern auch zu tragen, erweitern wir dabei unsere Kapazitäten und brauchen alte Werkzeuge wie die Essstörung nicht mehr.

Und darum will ich dir so sehr Mut machen, dich auf diese Reise zu begeben, dich mit deinen Gefühlen auseinanderzusetzen. Du wirst mit der Zeit neue Ressourcen entdecken, die dir helfen, und neue Handlungsstrategien erlernen, die du irgendwann gar nicht mehr groß üben musst. Gefühle erscheinen weniger gefährlich, weil du mit ihnen umgehen kannst. Und vor allem kommt mit der Zeit eine neue Leichtigkeit, wenn die Essstörung leiser wird, weil du feststellst, dass du sie irgendwann gar nicht mehr brauchst.

Rebekka

WEN DER SOHN BEFREIT, IST WIRKLICH FREI

Julias Geschichte

Vielmehr wissen wir: Wenn jemand zu Christus gehört, ist er eine neue Schöpfung. Das Alte ist vergangen; etwas ganz Neues hat begonnen!
2. Korinther 5,17; NGÜ

Es ist das Jahr 2019. Überglücklich steige ich aus dem Wasser heraus, meinen Taufvers aus 2. Korinther 5,17 immer noch im Ohr. Er verspricht, dass etwas ganz Neues begonnen hat. Zu diesem Zeitpunkt hatte Jesus schon viele Ketten durchtrennt, und ich war frei von Alkohol, Drogen, Zigaretten und toxischen Beziehungen.

Daher war meine Hoffnung ganz klar: *Nach der Taufe geht auch die Essstörung. Sobald ich aus dem Wasser komme, ist alles weg. Wenn ich morgen aufstehe, sind all meine anderen Laster und Herausforderungen für immer Geschichte.* Ich weinte den ganzen Tag und freute mich, dass Jesus mich gefunden und mir ein neues Leben geschenkt hatte.

Als ich am nächsten Tag aufwachte und auch die Tage und Wochen danach, spürte ich zwar einen neuen tieferen Frieden und fühlte mich auch etwas wie in Watte gepackt, aber es war nicht alles weg. Mein Übergewicht war immer noch da, meine Gedanken rund ums Essen bestimmten immer noch meinen Alltag, und ich kämpfte immer noch mit meinem Gewicht und überlegte andauernd, welchen neuen Ernährungsplan ich ansteuern könnte.

Du musst wissen, mein Verhältnis zu mir und meinem Körper wurde schon sehr früh gestört, und ich fand mich noch nie richtig.

Ich fand mich immer zu dick, zu breit und zu unförmig. Mit neun hatte ich schon meine erste Periode, und im Gegensatz zu den anderen Mädchen in meinem Alter begann mein Körper früh, sich zu verändern. Ich bekam mehr Rundungen, meine Brüste wuchsen schon in der 3. Klasse, und für all das schämte ich mich unheimlich.

Und noch schlimmer: Ich wurde von den Jungen dafür bedrängt. Sie bestätigten mir mit unangenehmen Berührungen und grenzüberschreitendem Verhalten, dass ich auffalle, und das wollte ich auf keinen Fall. Mir war meine Wirkung aufgrund der sehr frühen Veränderung meines Körpers nicht bewusst. Und da mir die Aufmerksamkeit der Jungen zu viel war und ich mich auch dafür schämte, beschloss ich unbewusst, mich unattraktiv zu machen. Die langen blonden Haare kamen ab, die Latzhosen raus, und so versteckte ich meine Weiblichkeit. Frausein war erst mal nicht gut. Die ganze Aufmerksamkeit und die Beschämung wollte ich nicht mehr.

Doch die Pubertät schritt voran und die Mädchen um mich herum entwickelten sich natürlich auch weiter. Jetzt wollte ich genau wie sie enge Jeans tragen, kurze Tops und von den Jungs wieder toll gefunden werden. Aber ich fühlte mich unproportional, überhaupt nicht weiblich und einfach nur abstoßend.

Dazu kam, dass es in meiner Familie (Mama, Papa und eine Schwester) zu immer mehr Herausforderungen und emotionalen Problemen kam. Ich rutschte in eine für mich sehr ungesunde und co-abhängige Rolle gegenüber meiner Mama und meiner Schwester. Mit meinen jungen Jahren war ich absolut überfordert mit den Anforderungen und den seelischen Belastungen, mit denen ich konfrontiert war.

Ich hatte keine Ahnung, wer ich war und was mich ausmachte, und so versuchte ich, über Gehorsam, gute Noten und Nichtauffallen die Anerkennung, Liebe und Aufmerksamkeit meiner Eltern zu gewinnen. Doch danach sehnte ich mich vergeblich. So kam es zu dem unheilvollen Cocktail aus gestörtem Selbstbild, fehlender Identität, mangelndem Selbstvertrauen und Angst. Angst, nicht auszureichen; Angst, nicht zu genügen; Angst, Fehler zu machen; Angst, abgelehnt zu werden, aber auch Angst, nicht attraktiv genug zu sein.

Ich erinnere mich noch ganz genau, wie ich mit dreizehn anfing, regelmäßig nach dem Mittagessen den Kühlschrank aufzusuchen und wahllos und haltlos jegliche Lebensmittel in mich hineinzustopfen, sobald sich meine Mutter zum Nachmittagsschlaf hingelegt hatte. Und da war es egal, ob es einfach nur Brotscheiben oder Kuchen, Joghurts oder irgendwelche Snacks waren.

In den darauffolgenden Jahren wurde dies eine gängige Routine, bis ich mit einer meiner besten Freundinnen beschloss, die erste Diät zu beginnen, um dem Ganzen entgegenzutreten. Das funktionierte auch erst mal, in ein paar Monaten verlor ich einige Kilos und fühlte mich klasse. Das neue Selbstbewusstsein ließ mich wieder Mut fassen und aufblühen.

Doch das verlorene Gewicht füllte natürlich nicht das Loch in meinem Herzen, stillte nicht meine Sehnsüchte und beantwortete nicht meine Fragen, und so stopfte ich die Leere in mir mit dem, was ich unbedingt auch wollte: die Aufmerksamkeit und Bestätigung der Jungs. So rutschte ich in meine erste „Beziehung". In den nächsten zweieinhalb Jahren spitzte sich die Situation weiter zu und schließlich kam ich aus dieser Beziehung mit über 20 Kilogramm mehr heraus.

Ich war fast achtzehn, und das war der Anfang einer über fünfzehn Jahre andauernden Qual, Scham, Überforderung, eines Versteckens und Verurteilens. Ich schlitterte von einer Beziehung in die nächste, wurde mehr und mehr verletzt, meine Wunden immer tiefer, meine Verzweiflung immer größer, und meine Hoffnung schwand nur so dahin. Es folgten Jahre, die mich tief traumatisierten, Beziehungen mit suchtkranken Männern, Gewalt, seelischem Missbrauch und vielen Affären, und schließlich endete alles im Missbrauch von stoffgebundenen Substanzen.

Als ich neunzehn war, gab es einen Moment, in dem ich zum ersten Mal Hilfe suchte, zuerst nur, um mit meinen familiären und Beziehungsproblemen fertigzuwerden. Schnell wurde klar: Ich litt unter einer Essstörung und brauchte gezielte Hilfe. Diese Erkrankung wurde jedoch von meinem Vater und meiner damaligen Hausärztin nicht ernst genommen. Ich solle meine Ernährung anpassen, ins Sportstudio gehen, dann würde das schon werden.

Schließlich machte ich meine erste ambulante Essstörungstherapie. Diese ging über knapp zwei Jahre und riss mehr und mehr Wunden auf, die dann anfingen zu bluten und zu eitern, aber ich bekam keinen Verband. Man versuchte, mein Verhalten zu korrigieren, aber mein Schrei nach Liebe und Anerkennung und die Frage nach meiner Identität blieben unbeantwortet – bis mich Jesus fand und zu sich zog.

Einige Monate nach meiner Taufe nahm ich mit meiner besten Freundin an einem sogenannten Jüngerschaftskurs namens „Keys to Freedom" (dt.: Schlüssel zur Freiheit) teil. Zum allerersten Mal in meinem ganzen Leben hatte ich ein Gefühl von Hoffnung. Als ich damals das Begleitbuch zum Kurs aufschlug und querlas, stieß ich meine Freundin an und sagte: „Ich glaube, wir bekommen endlich Antworten auf ALL unsere Fragen!"

Ein Prozess der Heilung und Wiederherstellung nahm seinen Anfang. Ganz langsam begann ich zu verstehen, wer Jesus in meinem Leben wirklich ist und dass er mein Seelsorger und Therapeut, mein Arzt und Heiler sein möchte. Ich öffnete mich ihm ganz neu und ließ ihn hinein in mein Herz, Schritt für Schritt.

Jesus fing an, viele Wunden neu zu berühren, der Heilige Geist half mir, Erkenntnisse und Offenbarungen zu bekommen über Situationen in meinem Leben, in denen ich Lügen, Verletzungen und Menschen Rechte gegeben hatte, die mich weit von ihm weggeführt hatten. Ich sah, wie mein Herz von einer Mauer umgeben war ... einer Mauer des Schutzes. Die Angst, noch mal verletzt zu werden, war so groß. Doch Jesus riss die Mauer ein und nahm mich mit nach Hause.

Mehr und mehr kamen meine verdorbenen Wurzeln ans Licht, und ich lernte mithilfe des Heiligen Geistes, für meine Freiheit, die ich in Jesus erworben hatte, einzustehen und sie in Anspruch zu nehmen. Um Vergebung zu bitten und Vergebung auszusprechen.

Trotzdem haderte ich immer wieder, weil ich mich vom ungesunden Umgang mit Essen nicht frei fühlte und auch mein Gewicht sich nicht veränderte. Ich wurde sauer, verzweifelt und fragte mich immer wieder, was ich denn falsch machte. Durch die Erkenntnisse, die der Herr mir schenkte, erkannte ich nach und nach, dass es nicht um mein Äußeres geht, dass es nicht darum geht, einfach frei zu werden, ohne zu verstehen, was es bedeutet, eine Tochter Gottes, gewollt und angenommen zu sein – unabhängig davon, wie viel ich gerade auf den Rippen habe.

Und ja: Ich habe lange gehadert, ob es Hoffnung auch für diesen Bereich in meinem Leben gibt, und ich kann dir heute voller Zuversicht und voller Überzeugung sagen: JA, es gibt vollständige, ganzheitliche Heilung und Wiederherstellung. Mein Glaube wächst in diesem Prozess von Tag, zu Tag und ich darf mehr und mehr erfahren, wer ich in Jesus bin und was er über mich denkt. Und das ist viel mehr als meine Leistung und mein Aussehen.

Vergangenes Jahr sprach Jesus mir während einer Predigt zu: „Ich will, steh auf, geh, du bist geheilt! Ich will dich heilen." Seit dieser Zusage weiß ich, dass ich frei bin und dass er mir alles zeigen wird, dass er mich hineinführen wird, diese Freiheit anzunehmen und zu leben. Denn Gott ist ein liebender Vater, der uns niemals in Dunkelheit und Verzweiflung lässt. Und daran erinnere ich mich jeden Tag neu und bete, dass zuallererst mein Glaube, der ein Geschenk ist, immer mehr wächst und dass ich mich fallen lassen darf in Gottes perfekte Pläne für mich. Ich habe mich entschieden, unabhängig von meiner Figur ein Leben in Freiheit zu leben, und vertraue darauf, dass mir alles zum Besten dient.

Wenn ich mir bewusst mache, dass ich Jesus erst seit ein paar Jahren kenne, und sehe, was er in meinem Leben, in dem Leben meiner Schwester und meiner Eltern getan hat, dann bin ich mir so was von sicher, dass das erst der Anfang ist. Ich komme aus einer so schrecklichen Zeit, und er schenkt mir so viel Licht, tolle Beziehungen, spricht Bestimmung aus, erneuert mein Herz, richtet mich auf und liebt mich unendlich. Wie könnte ich nicht daran glauben, dass er sich um alles kümmert, was vielleicht noch nicht sichtbar gesund ist?

Eines weiß ich ganz genau: Wen der Sohn befreit, der ist wirklich frei, und daran halte ich fest, alle Tage meines Lebens.

God restores. Danke, Jesus.

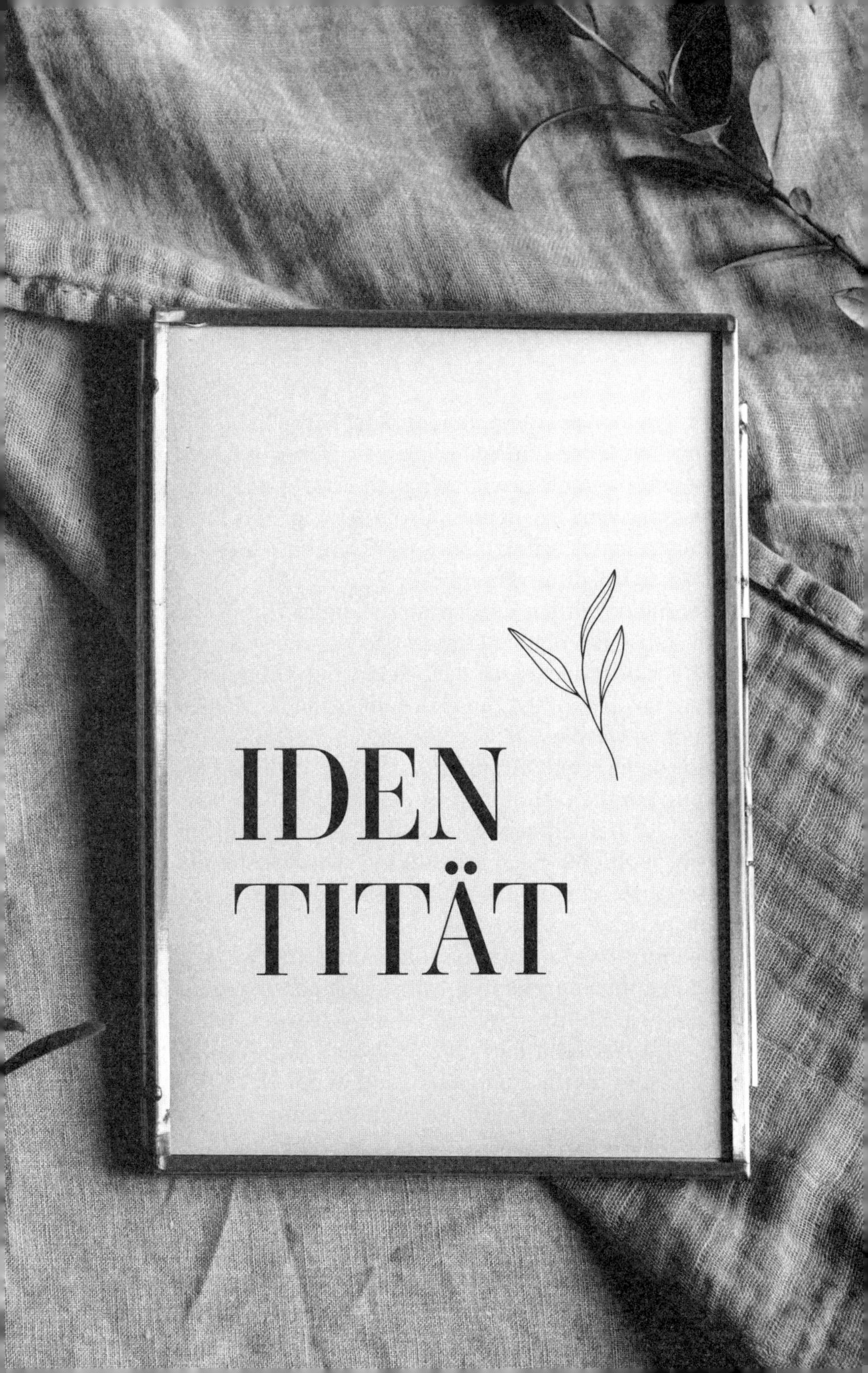
IDEN
TITÄT

DU BIST MEHR ALS DEINE ESSSTÖRUNG

Katrins Geschichte

Wer bin ich? Was ist meine Identität? Essenzielle Fragen, die sich vermutlich jeder und jede von uns früher oder später einmal stellt. Ich persönlich war mir meiner Identität lange Zeit nicht bewusst. Wenn ich heute auf die letzten fünf bis sieben Jahre meines Lebens zurückschaue, weiß ich, dass meine Identität primär darin lag, dünn zu sein.

Viel mehr sah ich ehrlich gesagt nicht in mir, ich reduzierte mich selbst auf meinen Körper. Das war das, was mich ausmachte. Zumindest dachte ich das. Mein ganzes Denken und Handeln waren davon geprägt, dünn zu sein, dünn zu bleiben und immer dünner zu werden.

Zum damaligen Zeitpunkt war ich mir dessen nicht bewusst. Ständig verglich ich mich mit den Mädchen in meinem Umfeld. Sobald ich den Eindruck hatte, dass eine von ihnen dünner war als ich, fühlte ich mich unwohl und entwickelte neuen Ehrgeiz, weiter abzunehmen. Ich wollte nicht nur dünn sein, sondern die Dünnste von allen.

Das führte dazu, dass mein kompletter Alltag von Essensvermeidung und Sport geprägt wurde. Ich passte meine Tagesstruktur meinem Ziel an, immer dünner zu werden. Ich war zu dieser Zeit etwa siebzehn Jahre alt. Während des Schulalltags konnte ich Essen immer gut umgehen, und in der Mittagspause oder in den Freistunden ging ich ins Fitnessstudio oder spazieren. Zusätzlich hatte ich Sport Leistungskurs und nach der Schule noch diverse sportliche Hobbys.

Wenn ich abends zu Hause war, aß ich ein paar Gabeln Gemüse, was meinen Kalorienverbrauch des Tages nicht mal ansatzweise abdeckte. Wenn ich nach dem Essen im Bett lag und mein Bauch vor Hunger knurrte, war das für mich ein sehr befriedigendes Gefühl. Generell liebte ich es, hungrig zu sein und dieses Gefühl einfach auszuhalten. Ich fühlte mich stark, ich hatte die Kontrolle.

Da ich mich über das Dünnsein definierte, wurde auch mein Kleidungsstil von meiner Magersucht bestimmt. Wenn ich in den Spiegel schaute, achtete ich stets darauf, ob ich in der Jeans oder in dem Shirt dünn genug aussah. T-Shirt in die Hose stecken oder nicht, Socken über die Hose oder Hose über die Socken, was lässt mich dünner wirken?

Tag für Tag waren es immer dieselben Abläufe: viel Sport, viel Bewegung, Kleidung anpassen, Essen vermeiden, gegen mein Hungergefühl ankämpfen. Nach einiger Zeit empfand ich kaum noch ein Hungergefühl, es war, als wäre es einfach verschwunden. Mein Körper nutzte all meine körperlichen Reserven, um ausreichend Energie zu haben. Doch diese Reserven waren begrenzt, und da sie nicht aufgefüllt wurden, waren sie irgendwann aufgebraucht.

Dies geschah während meines Abiturs. Die schriftlichen Prüfungen schaffte ich noch, danach versagte mein Kreislauf. Am Morgen meiner praktischen Sportprüfung wollte ich mich in die Schule schleppen, landete aber mit Infusionen beim Arzt. Ich hatte keine Kraft mehr, keine Reserven mehr, da ich über Monate kaum Nahrung zu mir genommen hatte. Wenig überraschend, dass der Körper das nur begrenzt mitmacht.

Für mich hieß das: erst mal nicht mehr in die Schule, keine praktischen Sportprüfungen und jeden Tag Infusionen. Ehrlich gesagt schreckte mich das alles wenig. Die Infusionen ließ ich über mich ergehen, aß aber trotzdem nicht mehr als vorher. Alles, was man mir an flüssiger hochkalorischer Nahrung anbot, verweigerte ich oder schüttete es in den Abfluss. Mein Körper war kraftlos und erschöpft, aber dünn zu sein, war wichtiger als ein gesunder, funktionierender Körper. Meiner Therapeutin gegenüber log ich wie gedruckt; mein „Essenstagebuch“ war von vorne bis hinten erfunden.

Ich selbst sah mich auch nie als „zu dünn“ an. Zum einen war meine Selbstwahrnehmung maximal verzerrt (ich hatte in meinen Augen prinzipiell zu viel Körperfett), zum anderen fühlte ich mich wohler, wenn ich abnahm – wobei es sich nicht um echtes „Wohlfühlen“ handelte, denn mein Körper war mein größter Gegner. Es war ein täglicher Kampf. Ich sah ihn nicht mehr als Teil von mir, ich hatte keine Beziehung mehr zu ihm.

Einige Monate später wendete sich plötzlich alles. Mein Vater erlitt eine Aortendissektion, was bedeutet, dass seine Hauptschlagader gerissen war und er innerhalb weniger Stunden operiert werden musste, da er sonst innerlich verblutet wäre. Es folgten mehrere stundenlange Operationen, Intensivstation. Diese Wochen waren für uns als Familie sehr herausfordernd und prägend.

Mich hat die Zeit im Krankenhaus und die Krankheitsgeschichte meines Vaters in gewisser Weise traumatisiert. Der Moment, als mein Vater ein so starkes Stechen in der Brust verspürte, dass er sich auf die Wiese fallen ließ, ist mir bis heute vor Augen. Ich bekam schreckliche Angst, dass meine Hauptschlagader auch reißen könnte. Beim kleinsten Ziehen oder Stechen verfiel ich direkt in Panik. Zu meiner Anorexie kamen also eine Angststörung und Hypochondrie. Alles zusammen vertrug sich nicht gut und mein durch die unzureichende Nahrungsaufnahme geschwächter Kreislauf führte zu Symptomen, die ich vollkommen überinterpretierte.

Plötzlich war mir meine Gesundheit doch sehr wichtig geworden. Tag für Tag fühlte ich mich krank und hatte oft Angst um mein Leben. Das führte allerdings dazu, dass ich anfing, etwas mehr zu essen. Ich wollte mich wieder gesund fühlen und dachte, dass Nährstoffe dabei helfen würden. Allerdings wollte ich mein niedriges Gewicht unbedingt halten. Immerhin war Dünnsein immer noch das, was mich ausmachte. Ich musste also zusehen, dass ich etwas essen konnte, ohne dabei zuzunehmen. Das vermehrte Essen kompensierte ich mit mehr Sport, sehr viel mehr Sport. Ich geriet förmlich in eine Sport- und Bewegungssucht. Jeden Tag Fitnessstudio, jeden Tag viele Tausende Schritte an Bewegung. Wenn ich dieses „Ziel" nicht erreichte, hasste ich mich förmlich.

Meine Beziehung zu Gott war während dieser Zeit eher oberflächlich. Ich war katholisch aufgewachsen, hatte eine katholische Mädchenschule besucht und betete regelmäßig, wobei das Gebet mehr einem lieblos heruntergeratterten auswendig gelernten Text glich. Dass man eine lebendige Beziehung zu Gott haben kann und dass Jesus mein Retter sein möchte, war mir nicht bekannt.

Erst als ich im Jahr 2018 eine neue Gemeinde besuchte, veränderte sich meine Beziehung zu Gott. Da mein Leben sowieso das reinste Chaos war und ich absolut nichts zu verlieren hatte, vertraute ich Jesus mein Leben an. Einige Monate später begann ich, auch das Thema Essstörungen an Jesus zu geben. Ich hatte von anderen gehört, dass sie befreit wurden, und dachte: Das will ich auch. Ich will endlich einen „normalen" Tagesablauf haben, ich will nicht getrieben und kontrolliert werden von Essen, Essensvermeidung und Sport. Ich bin doch mehr als mein Körper, immerhin bin ich jetzt Gottes geliebte Tochter.

Ich fing an, einen Bibelleseplan zum Thema Magersucht zu lesen. An Tag 4 des Leseplans veränderte Gott etwas in meinem Herzen. In der Andacht und der Bibelstelle dieses Tages ging es um die Geschichte von Elia, der sich in der Wüste erschöpft unter einen Ginsterstrauch fallen ließ. Er war kraftlos und konnte nicht mehr weitermachen. Als er sich schlafen legte, erschien ihm ein Engel. Der Engel forderte ihn auf: „Steh auf und iss!" Elia blickte neben sich und fand dort einen Korb mit Fladenbrot und einen Krug Wasser. Er aß und trank und legte sich wieder schlafen.

Doch der Engel erschien erneut. „Steh auf und iss!", befahl er ihm noch einmal. „Sonst schaffst du den langen Weg nicht, der vor dir liegt." Elia stand auf und aß und trank, und die Speise gab ihm so viel Kraft, dass er vierzig Tage und Nächte hindurch wandern konnte (siehe 1. Könige 19,4-8). Gott hatte etwas Größeres mit Elia vor, es lag ein Auftrag auf seinem Leben, und er brauchte Kraft, um Gottes Auftrag erfüllen zu können.

Als ich das las, spürte ich, wie Gott sagte: „Das gilt auch für dich,

Katrin. Ich habe einen Plan für dein Leben, und der ist viel größer als alles, was du dir jemals erträumen könntest. Aber damit du meinen Auftrag leben kannst, brauchst du Kraft." In diesem Moment hatte ich zum ersten Mal wieder das Gefühl, dass ich mehr bin als nur mein Körper. Diese Zusage gab mir so viel Hoffnung, und ich wollte, dass Gott mein Leben gebraucht. Also gab ich ihm die Kontrolle und nicht mehr der Essstörung.

Leichter gesagt als getan, aber ich war fest entschlossen, Gottes Plan für mein Leben zu entdecken. So begann ein langer, bis heute anhaltender Prozess. Monat für Monat merkte ich, wie sich mein Denken mehr und mehr veränderte. Ich war nicht von heute auf morgen frei, aber ich durfte Schritt für Schritt Richtung Freiheit gehen. Endlich war ich mehr als nur mein Körper, ich bekam eine neue Identität: eine Identität in Jesus.

Mir war bewusst, dass ich nicht mehr meinen ganzen Tag mit Sport und Bewegung füllen konnte, da ich nun andere Prioritäten hatte. Ich reduzierte mein Bewegungspensum in sehr kleinen Schritten und fing an, mehr zu essen. Das war absolut nicht einfach, aber ich wusste, wofür ich es machte, und Jesus war immer an meiner Seite. Ich durchlief diesen Prozess also nicht allein, und es fühlte sich gut an, endlich wieder mehr als nur mein Körper und mein Gewicht zu sein.

Heute, nach etwa drei Jahren, kann ich immer noch nicht behaupten, dass ich komplett frei von der Essstörung bin. Es gibt immer wieder Tage, an denen ich gegen meinen Körper kämpfe und mich nicht wohlfühle. Doch wenn ich zurückschaue, kann ich kaum glauben, was in den letzten Jahren alles passiert ist. Gott hat mein Leben um 180 Grad gedreht, er hat mir eine neue Identität gegeben, Wunden geheilt und Freiheit geschenkt. Ich durfte verstehen, dass ein Auftrag von Gott auf meinem Leben liegt und ich Kraft und Energie brauche, um diesen zu leben.

Auch du hast einen Auftrag! Du bist so viel mehr, als du denkst, und ich kann dich nur ermutigen, die Kontrolle abzugeben und Gott ans Steuer zu lassen. Deine Identität in Jesus schenkt Freiheit und erneuert dein Leben.

MIT GOTTES WAHRHEIT FREIHEIT IN UNSER DENKEN BRINGEN

Die Lügen in unserem Kopf können manchmal ganz schön laut sein. Und es gibt Lügen, die zu langfristigen Lebensbegleitern werden. Begleitern, die in allem mitmischen wollen, überall ein Wörtchen mitreden und letztlich beeinflussen, was wir über uns und die Welt um uns herum denken. Auf diese Weise wirken sie sich auch auf die Entscheidungen aus, die wir treffen, und schließlich auf unser Handeln. Deshalb kann man solche Lügen auch als Glaubenssätze bezeichnen.

Die meisten dieser Glaubenssätze haben ihren Ursprung in unserer frühen Kindheit und gehen damit auf prägende Erfahrungen zurück, die wir in jungen Jahren gemacht haben. Jeder von uns hat solche Glaubenssätze. Bestenfalls sind nicht alle prägenden Kindheitserfahrungen negativ. Die Annahmen, die wir über uns und unsere Umwelt haben, können also durchaus auch positiver Natur sein.

Es könnte zum Beispiel sein, dass deine Eltern dich unabhängig von der Schulnote, die du mit nach Hause gebracht hast, ermutigt und dir ganz bewusst vermittelt haben, dass du viel mehr bist als diese Noten und dass sie dich unabhängig von deiner Leistung sehr lieb haben. Vielleicht wurzelt in dieser Erfahrung des Angenommenseins trotz „Misserfolg“ deine Überzeugung, dass du deine Ziele oder gar Träume erreichen kannst, ganz unabhängig davon, was für einen Abschluss du gemacht hast. Möglicherweise bist du deshalb insgesamt ein mutigerer Mensch, empfindest Kritik nicht als Bedrohung, sondern als Gelegenheit, dich weiterzuentwickeln, und siehst das Leben allgemein als einen Raum vieler wunderbarer Möglichkeiten. Und ganz vielleicht wirst du am Ende sogar mehr erreichen als der Einser-Kandidat aus der Schulzeit.

Mit diesem Gedankenspiel möchte ich deutlich machen, dass es absolut hilfreich und wertvoll ist, mal einen genaueren Blick in die eigene Gedankenwelt zu wagen. Denn unsere Gedanken bleiben eben nicht nur in unserem Kopf, sondern haben einen merklichen Einfluss auf unser Leben und unsere Freiheit.

Nehmen wir beispielsweise die Person, die vor jeder Klausurrückgabe zittert, aus Angst, ihre Eltern mit dem Ergebnis zu enttäuschen. Heute als erwachsene Person bestimmt vor allem ihre Leistung, wie sie sich fühlt. Denn sie hat gelernt: „Ich bin, was ich leiste." Meinst du, diese Person wird vollkommen frei ihre Lebensträume verfolgen oder doch eher warten, bis sie die ihrer Meinung nach erforderliche Leistung vorbringen kann?

Die Tücke dieser Glaubenssätze ist, dass sie meistens schon so gefestigt und damit in unserem Unterbewusstsein abgespeichert sind und wir oft gar nicht mehr merken, wie sie unser Denken und Handeln beeinflussen. Diese Glaubenssätze bilden unsere ganz persönliche und individuelle Realität. Je später wir uns mit ihnen und den Erfahrungen dahinter auseinandersetzen, desto schwerer wird es, die Lügen, die wir glauben, zu entlarven, zu konfrontieren und zu überwinden.

Ich selbst kann mich gut mit der Person aus dem zweiten Gedankenbeispiel identifizieren. Eine Lüge, mit der ich unter anderem ringe, lautet: „So, wie ich bin, genüge ich nicht." Mein Leben lang hatte ich das Gefühl, mit besonders guten Leistungen auf mich aufmerksam machen zu müssen. Gleichermaßen begleitete mich die ständige Angst zu versagen. Das hat beispielsweise dazu geführt, dass ich fünf Mal einen Studiengang angefangen und zum Zeitpunkt der Prüfungsphase abgebrochen habe. Ich war so blockiert, dass ich noch nicht mal in der Lage war, überhaupt mit dem Lernen zu beginnen. So sehr beeinflussten die Lügen in meinem Kopf mein Handeln und meine Entscheidungen.

Dieser und einigen anderen Lügen habe ich in den letzten Jahren verstärkt meine Aufmerksamkeit gewidmet. Ich habe analysiert, worin diese Lügen ihren Ursprung haben, und aufmerksam beobachtet, in welchen Situationen sie meine Entscheidungen beeinflussen.

Dir der Lügen, die Macht über dich haben, bewusst zu werden, ist ein erster und wesentlicher Schritt. Doch ich ermutige dich, nicht dort stehen zu bleiben. Denn wenn du stehen bleibst, wird sich nicht viel verändern. Wenn du wirkliche Freiheit erleben willst, ist es unerlässlich, dass du anfängst, die Lügen in deinem Leben aufzudecken, dich ihnen zu stellen, sie zu vernichten und mit Gottes Wahrheiten zu ersetzen.

Dieses Prinzip findest du auch in der Bibel. In 2. Korinther 10,5 ermutigt uns Paulus, alles menschliche Denken (das eben nicht immer der Wahrheit entspricht) gefangen zu nehmen und es Jesus, der die Wahrheit in Person ist, zu unterstellen. Die Wahrheit ist, dass wir selbst entscheiden können, was wir denken wollen.

Diese Wahrheit ist nicht immer leicht anzunehmen. Oft habe ich es als unfair empfunden, dass ich zwar nichts für die Lügen kann, die ich glaube, aber dennoch die Verantwortung dafür trage, sie nicht mehr zu glauben. Doch so ist es: Wenn ich mein Leben von einem Standpunkt der Freiheit aus navigieren will und nicht aus dem Gefängnis meiner Lügen, die mich kleinhalten wollen, dann muss ich mich für die Wahrheit entscheiden. Für das, was Gott über mich sagt.

Das, worüber ich hier schreibe, wird ohne Auswirkung auf unser Leben bleiben, wenn wir das Ganze nicht in die Praxis umsetzen. Wie kannst du dich deinen Lügen stellen und sie im besten Fall überwinden? Schauen wir uns das mögliche Vorgehen mal Schritt für Schritt an.

Identifiziere, was du glaubst.

Manche unserer Glaubenssätze sind offensichtlicher und uns deshalb auch bewusster als andere. Es gibt verschiedene Möglichkeiten, deinen Lügen auf die Schliche zu kommen. Zum einen findest du im Anschluss an diesen Impuls ein paar Beispiele. Lese sie dir einfach durch und prüfe, ob sie auf dich zutreffen.

Eine andere Herangehensweise ist, dass du überlegst, welche Sätze „typisch-deine-Familie“ sind. Ein Beispiel hierfür könnte das Sprichwort „Nur die Harten kommen in den Garten“ sein. Wäre dem so, wäre es kein Wunder, wenn du zum Beispiel glaubst, dass du schwach bist, wenn du zeigst, wie es dir wirklich geht.

Du kannst auch mal überlegen, welche prägenden Erlebnisse du in deiner Kindheit gehabt hast. Was sind die Schlussfolgerungen, die du aus dieser Situation gezogen hast?

Entlarve die Lüge.

Noch mal: Wir sind zwar nicht verantwortlich für die Lügen in unserem Leben, tragen aber wiederum die Verantwortung dafür, dass wir diese Lügen nicht mehr glauben. Deshalb ist der zweite wesentliche Schritt, dass wir uns eingestehen, dass das, was wir da über uns und unser Leben aussprechen, eben das ist: eine Lüge.

Für mein Beispiel bedeutet das, dass ich immer wieder aufhorche, wenn ich daran zweifle, ob ich genug leiste oder die Leistungen, die ich abliefere, gut genug sind. Denn wie war das noch mal? Nicht die Leistungen bestimmen meinen Wert. Mein Glaubenssatz „Ich bin, was ich leiste“ ist eine Lüge.

Jetzt bist du dran. Entlarve deine Lügen.

Entscheide dich für die Wahrheit.

In Römer 12,2 (NGÜ) steht: „Richtet euch nicht länger nach den Maßstäben dieser Welt, sondern lernt, in einer neuen Weise zu denken, damit ihr verändert werdet und beurteilen könnt, ob etwas Gottes Wille ist – ob es gut ist, ob Gott Freude daran hat und ob es vollkommen ist.“

In einer neuen Weise denken zu lernen, ist ein aktiver Prozess. Es ist so wichtig, dass wir uns nicht damit zufriedengeben, unsere Lügen als solche zu entlarven, sondern noch einen Schritt weitergehen. Wenn du deine Lüge als Lüge entlarvt hast, wende dich Gott und/oder seinem Wort zu. Du kannst Gott ganz direkt bitten, dir zu sagen, was die Wahrheit ist, die deiner Lüge gegenübersteht.

Manchmal ist es aber auch leichter, erst mal die Bibel zur Hand zu nehmen und dir einen Vers rauszusuchen, der zu deiner Lüge „passt" bzw. sie als solche entlarvt. Im Anschluss an diesen Text findest du ein paar Beispiele.

Gehe dann aber noch einen Schritt weiter und bitte Gott, dass er dir offenbart, was er dir ganz persönlich durch diesen Vers zusagen möchte.

Immer und immer wieder.

Sei dir bewusst, dass es oft nicht damit getan ist, dich einmal eine Stunde hinzusetzen, alle deine Lügen durchzugehen und dir eine passende Wahrheit zu notieren. Das ist ein guter Anfang. Aber im Chaos unseres Alltags mogelt sich schneller als gedacht die nächste Lüge in unseren Gedanken ein.

Es kann helfen, sich Reminder zu setzen, die einen daran erinnern, mal wieder einen Gedankenscan vorzunehmen. Mögliche Lügen zu identifizieren. Sie zu entlarven und sich für die Wahrheit zu entscheiden. Ich habe mir tatsächlich in meinem Kalender für jeden ersten Sonntag im Monat einen Eintrag mit „Fighting Day" gemacht. Dieser Eintrag soll mich daran erinnern, mal wieder genauer hinzusehen und mögliche Lügen zu bekämpfen.

Nimm die Wahrheit an.

Worte haben Macht. Deine Gedanken haben nur so lange Macht, bis du sie mit deinen Worten entmächtigst. Deshalb bleibe nicht dabei stehen, dass du Gott nach seiner Wahrheit für deine Lüge fragst. Nimm sie an. Und dann sprich sie laut aus. Immer wieder, wenn deine Lügengedanken wieder laut werden. Immer wieder, einfach so. Denn wenn du die Wahrheit laut aussprichst, müssen die Lügen in deinem Kopf schweigen. Zumindest in diesem Moment.

Mich mit meinen Lügen auseinanderzusetzen und mich zu entscheiden, sie durch Gottes Wahrheit zu ersetzen, gehörte mit zu meinen schwersten Kämpfen in den letzten Jahren. Ich merke jedoch, dass es für mich von Jahr zu Jahr einfacher wird. Wenn heute Lügen in mir aufkommen, gelingt es mir schneller zu sagen: „Halt, stopp, das ist nicht wahr."

Auch die Wahrheit auszusprechen, fällt mir heute leichter. Ich erinnere mich, dass ich beispielsweise vor sechs Jahren nur mit Widerwillen und unter Tränen und nachdem ich lange dagegen angekämpft hatte, sagen konnte: „Ich bin geliebt." Heute geht es mir deutlich leichter und oft auch mit einem Lächeln von den Lippen.

Ich ermutige dich, den Lügen in deinem Kopf mutig zu begegnen und ihnen das Ende zu erklären. Einer nach der anderen. Denn du und das, was Gott mit dir und deinem Leben vorhat, ist viel zu wertvoll, als dass dich irgendwelche Lügen davon abbringen sollten.

Hätte ich damals nicht den Lügen in meinem Kopf den Kampf angesagt, weiß ich ganz sicher, säße ich jetzt nicht hier und würde dieses Buch schreiben. Zu groß wäre die Angst zu versagen. Zugegeben: Es fällt mir immer noch nicht leicht. Aber ich mache es, weil ich nicht will, dass mich irgendwas oder irgendjemand und schon gar keine Lüge davon abhält, das zu tun, was Gott in mein Herz legt. Und dieses Buch hat Gott mir ins Herz gelegt. Ich bete, dass mein Kampf rund um dieses Buch sich lohnt. Wenn es dich auch nur ein bisschen ermutigt, den Lügen in deinem Leben endlich entgegenzutreten, dann war dieses Buch jedes Kämpfen wert.

Nimm dir gerne die Liste von Beispielen zuhilfe, um Lügen in deinem Leben aufzudecken und dann Gottes Wahrheit hineinzulassen.

Beispiele

Lüge:
Keiner sieht mich. Ich muss dafür sorgen, dass man mich sieht.

Was Gott dazu sagt:
„Da rief Hagar aus: ‚Ich bin tatsächlich dem begegnet, der mich sieht!' Darum nannte sie den Herrn, der mit ihr gesprochen hatte: ‚Du bist der Gott, der mich sieht'" (1. Mose 16,13).

Lüge:
Ich bin nicht wertvoll. Deshalb muss ich ständig etwas leisten. Denn das, was ich leiste, bestimmt meinen Wert.

Was Gott dazu sagt:
„Herr, ich danke dir dafür, dass du mich so wunderbar und einzigartig gemacht hast! Großartig ist alles, was du geschaffen hast – das erkenne ich!" (Psalm 139,14).

„So schuf Gott den Menschen als sein Abbild, ja, als Gottes Ebenbild; und er schuf sie als Mann und Frau" (1. Mose 1,27).

„Gepriesen sei Gott, der Vater unseres Herrn Jesus Christus! In seinem großen Erbarmen hat er uns durch die Auferstehung Jesu Christi von den Toten ein neues Leben geschenkt. Wir sind von Neuem geboren und haben jetzt eine sichere Hoffnung, die Aussicht auf ein unvergängliches und makelloses Erbe, das nie seinen Wert verlieren wird. Gott hält es im Himmel für euch bereit" (1. Petrus 1,3-4; NGÜ).

Lüge:
Wenn ich die Essstörung loslasse, bleibt nichts mehr übrig. Wer bin ich denn schon, wenn ich nicht mehr essgestört bin?

Was Gott dazu sagt:
„Denn der Geist Gottes, den ihr empfangen habt, führt euch nicht in eine neue Sklaverei, in der ihr wieder Angst haben müsstet. Er

hat euch vielmehr zu Gottes Söhnen und Töchtern gemacht. Jetzt können wir zu Gott kommen und zu ihm sagen: ‚Abba, lieber Vater!' Gottes Geist selbst gibt uns die innere Gewissheit, dass wir Gottes Kinder sind" (Römer 8,15-16).

Lüge:
Ich habe es nicht verdient, ein lebenswertes Leben zu leben. Ich habe keine Hoffnung mehr auf ein erfülltes Leben.

Was Gott dazu sagt:
„Schon bald werde ich nicht mehr auf dieser Welt sein, und niemand wird mich mehr sehen. Nur ihr, ihr werdet mich sehen. Und weil ich lebe, werdet auch ihr leben" (Johannes 14,19).

„Er öffne euch die Augen, damit ihr seht, wozu ihr berufen seid, worauf ihr hoffen könnt und welches unvorstellbar reiche Erbe auf alle wartet, die zu Gott gehören" (Epheser 1,18).

Lüge:
Ich darf keine Schwäche zeigen, sonst denken die Leute, dass ich eine Versagerin bin.

Was Gott dazu sagt:
„Aber er hat zu mir gesagt: ‚Meine Gnade ist alles, was du brauchst! Denn gerade wenn du schwach bist, wirkt meine Kraft ganz besonders an dir.' Darum will ich vor allem auf meine Schwachheit stolz sein. Dann nämlich erweist sich die Kraft von Christus an mir. Und so trage ich für Christus alles mit Freude – die Schwachheiten, Misshandlungen und Entbehrungen, die Verfolgungen und Ängste. Denn ich weiß: Gerade wenn ich schwach bin, bin ich stark" (2. Korinther 12,9-10).

Ilka

SO TUN, ALS OB …

Zu wissen, zu glauben und anzunehmen, wer wir in Gottes Augen sind, hat eine direkte Auswirkung auf unsere Lebensqualität und das, was wir von unserem Leben noch erwarten. Doch wenn es so einfach wäre, sich immer so zu sehen, wie Gott uns sieht, einzigartig und wunderbar gemacht (vgl. z. B. Psalm 139), müssten wir dieses Buch wahrscheinlich nicht schreiben.

Ich glaube, dass die meisten psychischen Erkrankungen zumindest teilweise mit einem negativen Selbstbild und einem geringen Selbstwert in Verbindung stehen. Die Gründe dafür können vielfältig sein. Aber wenn wir uns selbst als wertvoll erachten würden oder sogar als so wertvoll, wie unser Gott uns sieht, welchen Grund hätten wir dann, so zerstörerisch gegen uns selbst vorzugehen?

Also ist eigentlich alles ganz leicht? Ich muss nur glauben, dass ich bin, wer Gott sagt, der ich bin, und dann geht es mir gut? Schön wär's.

Die widersprüchlichen Gefühle, die aufkommen, wenn es ums Thema Identität geht, kenne ich sehr gut. Auf der einen Seite berührt es mich zutiefst, dass ich eine Tochter Gottes bin, ein Kind des Königs aller Könige, eine Frau, geschaffen nach dem Ebenbild Gottes. Wow! Doch während meine Gedanken darin schwelgen, wer ich in Gottes Augen bin, klopfen schon die Lügen an mein Herz, die es mir so schwer machen, diese Wahrheiten wirklich zu glauben und anzunehmen.

Und trotzdem bin ich davon überzeugt: Bis wir nicht wirklich wissen, wer wir sind, wer Gott ist und wer der Feind ist, werden wir nicht in der Lage sein, unser Leben von einem Standpunkt der Freiheit aus zu navigieren, sondern immer wieder von Ängsten,

Selbstzweifeln und Unsicherheiten übermannt werden. Dabei ist mir bewusst, dass es hier nicht um eine einfache einmalige Erkenntnis geht. Nein, es gilt, immer wieder aufs Neue zu schauen, ob das, was ich gerade über mich, über Gott und über den Feind glaube, der Wahrheit entspricht. Dieser Wahrheit müssen wir uns immer wieder bewusst zuwenden und den Lügengedanken den Rücken zukehren.

Die meisten von uns glauben, dass sie Kinder Gottes sind, aber die wenigsten leben so, als seien sie es tatsächlich. Was machen wir mit diesem Dilemma? Wie sähe dein Leben heute aus, wenn du wirklich aus der Gewissheit leben würdest, dass du ein Kind Gottes bist? Wie würdest du deinen Tag gestalten? Welche Entscheidungen würdest du treffen?

Ich weiß nicht, ob wir im Laufe unseres Lebens an den Punkt kommen, an dem wir zu 100 % begriffen haben, was es bedeutet, ein Kind Gottes zu sein und als ein solches zu leben. Ich selbst finde immer wieder gute Begründungen dafür, warum ich es gerade nicht fühlen kann. Und natürlich ist es eine der höchsten Interessen des Feindes, uns dazu zu bringen, unsere Identität und unseren Wert infrage zu stellen. Wie wäre es also, wenn wir ein Experiment wagen? Wenn wir uns entscheiden, heute zumindest mal so zu tun, als seien wir tatsächlich Kinder Gottes. So zu tun, als sei es wirklich wahr, was Gott über uns sagt.

Gott sagt zum Beispiel, dass er unzählige gute Gedanken über dich hat (Psalm 139,17). Wie verändert diese Tatsache heute deinen Blick auf dich selbst? Wenn wir die Freiheit entdecken möchten, die in unserer gottgegebenen Identität liegt, kommen wir nicht darum herum, die Entscheidung zu treffen, Gott zu glauben, dass er ist, der er sagt, der er ist, und nicht der, der wir denken, der er ist. Auch wenn das leichter gesagt ist als getan, bin ich davon überzeugt, dass diese Entscheidung dein Leben verändern kann.

Wer ist Gott? Gott ist unser Lehrer, Leiter, Schöpfer, Freund, Retter und noch vieles, vieles mehr. Aber vor allem und in erster Linie ist Gott unser Vater. In Jeremia 3,19 lesen wir: „Israel, ich wollte dich zu meinem geliebten Kind machen und dir ein herrliches Land geben, das prächtigste weit und breit. Ich dachte, du würdest mich dann ‚Vater' nennen und dich nicht mehr von mir abwenden."

Gott sehnt sich so sehr danach, auch dein Vater zu sein. Er sehnt sich nach einer engen Vater-Kind-Beziehung mit uns. Nicht, weil wir so besonders toll sind, nein, zuallererst, weil er uns so sehr liebt. Gott liebt dich. Er liebt dich bedingungslos. Seine Liebe ist so tief, dass sie nicht zu fassen ist. Er liebt dich so sehr, dass er seinen einzigen Sohn für dich hingegeben hat (Johannes 3,16).

Ich bin vor einiger Zeit Mutter geworden. Diese Liebe, die ich zu meinem Sohn empfinde, ist unbeschreiblich. Ich liebe ihn einfach, weil er ist, wer er ist: mein Sohn. Allein der Gedanke, ich müsste meinen Sohn hergeben, bricht mir das Herz. Einfach krass, wie sehr Gott mich lieben muss, dass er bereit war, seinen einzigen Sohn für mich hinzugeben.

Ich bin sehr dankbar für meinen irdischen Vater und hatte deshalb nie Probleme damit, Gott als meinen liebenden Vater anzunehmen. Mir ist bewusst, dass ich mich dafür sehr glücklich schätzen kann. Es tut mir leid, falls das bei dir anders ist und du nicht so viel Gutes mit deinem Vater hier auf der Erde verbindest.

Ich möchte dir hierzu ein paar Gedanken mitgeben, die dir vielleicht helfen können, ein anderes Bild für deinen himmlischen Vater zu bekommen als deinen leiblichen Vater. In Johannes 10,30 sagt Jesus: „Ich und der Vater sind eins." In Hebräer 1,3 heißt es: „In dem Sohn zeigt sich die göttliche Herrlichkeit seines Vaters, denn er ist ganz und gar Gottes Ebenbild. Sein Wort ist die Kraft, die das Weltall zusammenhält. Durch seinen Tod hat er uns von unserer Schuld befreit und nun den Ehrenplatz im Himmel eingenommen, an der rechten Seite Gottes, dem alle Macht gehört."

Zusammengefasst sagt Jesus hier: Wenn wir ihn anschauen, erkennen wir, wie der Vater ist. Jesus ist die exakte Repräsentation unseres himmlischen Vaters. Ich lade dich ein, darüber nachzudenken, was das für dein Bild von Gott als deinem dich liebenden Vater bedeutet. Ich bete so, dass dir das Wissen darüber, dass Jesus ganz und gar Gottes Ebenbild ist, hilft, Gott mehr und mehr als deinen Vater anzunehmen.

Wenn Gott nun dein Vater ist, wer bist du dann, und was bedeutet das für unsere Beziehung mit ihm? Wenn Gott unser liebender Vater ist, sind wir seine geliebten Kinder. Als sich die Jünger Jesu streiten, wer der Erste unter ihnen ist, stellt Jesus ein Kind in ihre Mitte und sagt, wer nicht wie dieses Kind werde, könne nicht in Gottes Reich kommen (Matthäus 18,3).

Stell dir diese Situation mal bildlich vor. Ich glaube nicht, dass die Jünger hier irgendwas Böses im Sinn hatten. Ich glaube, sie wollten ihren Job einfach besonders gut machen. Sie wollten Gott ganz besonders gut gefallen. Sie wollten keinen Auftrag Gottes versäumen, um ja nicht schlecht abzuschneiden.

Kennst du das? Also, ich kann die Jünger sehr gut verstehen. Ich erwische mich oft bei ähnlichen Gedanken: War ich heute freundlich genug zu der Dame an der Kasse? Hätte ich meine Freundin einladen müssen? Ich sollte wirklich großzügiger sein. Morgen muss ich meinem Mann wirklich mit mehr Liebe begegnen. Die Stille Zeit ist heute echt mal wieder kurz ausgefallen. Meine Gedanken über das Essen haben viel mehr Raum in meinem Leben als meine Beziehung mit Gott.

Was all diese Gedanken eint, ist der Glaube, dass es an uns ist, uns gut mit Gott zu stellen. Dass wenn wir in unseren Augen nicht gut genug sind, wir auch in Gottes Augen nicht gut sein können. Nicht geliebt. Nicht angenommen.

Was möchte Jesus damit ausdrücken, dass er das Kind in die Mitte stellt und sagt, dass wir nur in Gottes Reich kommen können, wenn wir so werden wie die Kinder? Mein Sohn ist mittlerweile knapp acht Monate alt, aber er braucht mich zu 100 %. Ohne mich (oder eine andere enge Bezugsperson) wäre er nicht überlebensfähig. Kann es sein, dass Jesus hier verdeutlichen möchte, dass es nicht auf unsere Leistungen und Taten ankommt, sondern dass unsere Identität allein durch unsere totale Abhängigkeit von unserem himmlischen Vater definiert wird? Lass dich auf diesen Gedanken mal ein …

Gott liebt dich. Ihm geht es darum, dass du erkennst, dass du ihn brauchst, und nicht, dass du heute besonders viel für ihn tust. Ist das nicht eine befreiende Nachricht? Du kannst nichts dafür tun, dass Gott dich mehr oder weniger liebt. Und tatsächlich hält auch deine Essstörung ihn nicht davon ab, dich zu lieben. Er liebt dich einfach. Du bist seine geliebte Tochter. Du bist sein geliebter Sohn.

Wie würde es deinen Blick auf dich selbst und dein Leben verändern, wenn du heute mal so tun würdest, als ob das die Wahrheit wäre? Denn das ist sie!

Ilka

„HALLO, NEUES ICH, WER BIST DU?"

Leas Geschichte

Als die Bulimie sich 2016 unauffällig in mein Leben schlich, war ich zwanzig Jahre alt. Zunächst konnte ich die einzelnen Vorfälle, in denen ich (meinem Empfinden nach) zu viel oder zu ungesund aß und mich anschließend über dem Toilettendeckel wiederfand, im Griff behalten.

Doch bald darauf merkte ich, dass dieses Verhalten zu einem ungesunden Muster in meinem Alltag wurde, das nun *mich* fest im Griff hatte. Ich wusste, dass es falsch und zerstörerisch war, wie ich mit meinem Körper umging, doch das Essen und anschließende Erbrechen waren für den Moment eine wohltuende Linderung des Schmerzes, den ich tief in mir spürte. Woher er kam und worauf er hindeutete, wusste ich nicht. Ich spürte nur die Not und die tiefe Verzweiflung meiner Seele, die sich nicht anders zu helfen wusste, als den bereits festgetrampelten Weg einzuschlagen – Essen und Erbrechen, Essen und Erbrechen.

„Jesus, ab morgen höre ich auf, ich will das nicht mehr. Bitte vergib mir und befreie mich!" Das war mein tiefer Wunsch, den ich im Gebet immer wieder zum Ausdruck brachte. Doch gleichzeitig wollte etwas in mir nicht, dass es aufhörte, weil das Erbrechen zu einer Sicherheit in meinem Leben geworden war, die ich nicht verlieren wollte. Ich steckte in einem Teufelskreis fest, der mich meiner Lebensfreude beraubte und mein tägliches Leben bestimmte. Ich war gefangen.

Soweit ich mich zurückerinnern kann, gab es in meinem Leben nie eine Zeit, in der ich mich in meinem Körper wirklich wohlgefühlt hatte. Ich empfand mich als zu dick und träumte von einem flachen Bauch und davon, alles anziehen zu können, was ich wollte. Dabei hatte ich zu keiner Zeit ernsthaftes Übergewicht, sondern war in einigen Lebensphasen lediglich etwas fülliger.

Doch genau das ließ mich Scham und Unwohlsein empfinden. Ich erinnere mich daran, dass ich bereits als Kind so verzweifelt darüber war, wie mein Bauch aussah, dass ich ihn schlug. Es machte mich wütend, nichts an ihm verändern zu können. Besonders als Teenager hatte ich große Angst davor, zu dick zu sein, und es fiel mir häufig schwer, mich und meinen Körper anzunehmen.

Etwa mit sechzehn Jahren fasste ich den Entschluss, dem ein für alle Mal einen Riegel vorzuschieben. Meine Mission lautete: Ich werde abnehmen und meinen Traum wahr werden lassen. Flacher Bauch, ich komme! Ab diesem Zeitpunkt achtete ich sehr auf meine Ernährung und trieb regelmäßig Sport. Und ich hatte tatsächlich Erfolg! Dennoch fand ich weiterhin genügend Gründe, nicht zufrieden mit meinem Körper zu sein, mit meinem Bauch erst recht nicht.

Nach dem Abitur hatte ich viele Jahre mit einer ständig wiederkehrenden Magenschleimhautentzündung zu kämpfen, die es mir unmöglich machte, mich normal zu ernähren, weshalb ich in dieser Zeit noch mehr Gewicht verlor. Annehmen konnte ich meinen Körper trotzdem weiterhin nicht.

Nach einem meiner zahlreichen Verzweiflungsausbrüche, die sich meist gegen meinen Bauch richteten, führte ich ein Gespräch mit meiner Mutter. Darin machte sie mir klar, dass ich mit keinem Körpergewicht je zufrieden sein würde, wenn ich mich nicht im Hier und Jetzt lieben lernte – genau so, wie ich war. „Du musst Frieden mit deinem Körper schließen, Lea. Ihn annehmen und lieben, wie er ist."

Auch wenn ich ganz genau wusste, dass meine Mutter recht hatte, machten ihre Worte mich nur noch wütender. Schließlich kannte ich doch den Schlüssel zu meinem Glück: eine Fettabsaugmaschine, die direkt an meiner Problemzone Bauch angesetzt und ihre Arbeit tun würde. Fertig.

Wie sehr wünschte ich mir, den Rat meiner Mutter einfach so umsetzen zu können, aber ich schaffte es nicht. Ich war nur ich, wenn ich dünn war, zumindest in meiner Vorstellung. Und wenn dem nicht so war, konnte ich mich nicht lieben, und andere sollten es auch nicht tun. Mein „Idealgewicht“ war ein Teil meiner selbst geschmiedeten Identität.

Wenn es meinem Magen gut ging, freute ich mich, all die Dinge zu essen, auf die ich so lange hatte verzichten müssen. Gleichzeitig hatte ich Angst davor, zuzunehmen, denn das wollte ich natürlich auch nicht. So traf ich die Entscheidung: Zunehmen war keine Option! Ohne es zu bemerken, öffnete ich der Essstörung damit die Tür.

Die Bulimie war nicht jeden Tag präsent. Es gab Phasen, in denen es mir gut ging und ich nur ab und zu den „Rückwärtsgang“ einlegte. Doch viel zu oft waren es Monate, in denen ich sehr tief in der Ess-Brech-Sucht steckte und mich hilflos und ohne Hoffnung auf Besserung fühlte.

Auslöser waren häufig Situationen, über die ich keine Kontrolle hatte. Eine zu schreibende Hausarbeit, die mich überforderte, ein junger Mann, den ich toll fand, der aber kein Interesse an mir hatte, mein Vater, der mit hohen Entzündungswerten schon viel zu lange im Krankenhaus lag und nun plötzlich am Herzen operiert werden musste.

Was macht die Seele bei Druck, Ablehnung, Einsamkeit, Ohnmacht und Angst? Meine Seele hatte gelernt, ihre Bedürfnisse mit Essen und anschließendem Erbrechen kurzfristig selbst zu stillen, nur dass sie die Langzeitfolgen davon nicht kannte, und ich gab ihrem Drang nach.

Doch nicht nur meine Seele, sondern auch mein Körper litt sehr unter meinem Verhalten. So empfand ich bald kein Sättigungsgefühl mehr, dafür aber einen unbändigen Hunger und „Ess-Druck“, der mich fertigmachte. Ich konnte mich nicht mehr lange auf zu erledigende Aufgaben oder Vorhaben konzentrieren, weil meine Gedanken immer wieder zum Essen abschweiften. Diese kamen vorübergehend zur Ruhe, wenn ich dem Druck nachgab, aß und erbrach. Doch das Gefühl der Erleichterung hielt nicht lange an, denn unmittelbar danach waren es Gefühle der Schuld und Scham, die mich fertigmachten.

Eines Tages, es war der 7. Dezember 2018, lag ich auf dem Teppichboden in meinem Wohnheimzimmer der Bibelschule, die ich zu dieser Zeit besuchte, und war genau das: völlig am Boden. Manchmal fühlte ich mich sogar schon depressiv und hatte Gedanken, die ich vorher niemals gewagt hätte zu denken. Mein Leben hatte all seine bunten Farben verloren. So lag ich da und schrie zu Jesus.

Ein Hilferuf, der nicht ohne Antwort blieb, auch wenn sich meine Situation nicht sofort veränderte. Kurze Zeit später entdeckte ich eine YouTuberin, die ganz offen von ihrer Bulimie-Erkrankung sprach und davon berichtete, wie sie den Weg herausgeschafft hatte. Ich schaute ein Video nach dem anderen und fühlte mich das erste Mal verstanden. Von diesem Tag an entdeckte ich immer mehr junge Frauen, die mit diesem Thema zu kämpfen hatten. Sogar in meinem direkten Umfeld erfuhr ich von Betroffenen.

Was für eine Erleichterung zu erkennen: Mit mir war nichts verkehrt, ich war nicht komisch, ich war nicht allein! Doch diese Erkenntnis ließ mich nicht in meiner Situation verharren; vielmehr traf ich erneut eine Entscheidung: „Kotzen ist keine Option mehr." Ich wusste, dass das bedeutete, dass ich zunehmen würde, und so schrecklich und unerträglich dieser Gedanke war, wusste ich eins zugleich ganz sicher: So, wie es jetzt war, konnte es nicht weitergehen.

In dieser Zeit begann eine lange Reise zu meinem neuen Ich. Ich musste Gott erlauben, meine Identität neu zu definieren. Auch wenn sich das ziemlich biblisch und heilig anhört, war es vor allem eines: unglaublich hart und schmerzhaft. Denn es bedeutete, meine selbst geschmiedete Identität aufzugeben. Und das fühlte sich an, als würde ich sterben.

John Eldredge schreibt in einem seiner Bücher: „Die Dinge, die wir tun, um unsere Psyche zu retten, unser Ich, diese Pläne zum Schutz unseres inneren Lebens – sie bewirken letztlich genau das Gegenteil. Sie zerstören uns."* Gott möchte diese von uns

* John Eldredge, Der ungezähmte Mann. Auf dem Weg zu einer neuen Männlichkeit. 18. Auflage. Gießen: Brunnen Verlag 2018, S. 143.

zum Selbstschutz geschmiedeten Pläne, Eldredge nennt es auch das „falsche Selbstbild“, und alles, worauf wir unsere Sicherheit gebaut haben, zunichtemachen. Und warum? Weil die vermeintliche Sicherheit auf einer Lüge beruht, die uns auf Irrwege führt und uns letztlich niemals die erhoffte Linderung unseres Schmerzes oder Stillung unserer tiefsten Bedürfnisse bringt.

Doch was war nun meine neue Identität? Mit der Reise zu meinem neuen Ich begann auch eine Reise zu einem gesunden Leben und zur Entdeckung der Bedeutung innerer Schönheit. Gott legte mir in dieser Zeit einen Bibelvers aufs Herz, der mich über all die Monate und Jahre des Heilungsprozesses begleitete. Es war Jesaja 43,18-19. Es gab viele Momente, in denen ich mich unter Tränen, voller Hoffnungslosigkeit und Schmerz nach meinem alten Ich zurücksehnte, meinem niedrigeren Gewicht, meinem schlankeren Gesicht, meinen früheren Klamotten – ich sehnte mich nach der Sicherheit der Identität zurück, die ich mir all die Jahre selbst aufgebaut hatte. Doch Gott sagte zu mir:

Hängt nicht wehmütig diesen Wundern nach!
Bleibt nicht bei der Vergangenheit stehen! Schaut nach vorne, denn ich will etwas Neues tun! Es hat schon begonnen, habt ihr es noch nicht gemerkt?
Durch die Wüste will ich eine Straße bauen, Flüsse sollen in der öden Gegend fließen.
Jesaja 43,18-19

Diese Worte wurden zu meinem Halt, meinem Anker. Inmitten aller Rückschläge, aller erneuten Essanfälle und allem Erbrechen war das meine Hoffnung, daran hielt ich mich fest. Gott wollte mich hinführen zu dem, wer ich *wirklich* war, wie *er* sich mich gedacht hatte, als er mich erschuf, und nicht zurück zu dem, was *ich* daraus gemacht hatte. Und ich erlaubte mir, mein altes Ich zu betrauern, Abschied zu nehmen und bewusst loszulassen, um mich dann für das Neue zu öffnen, was Gott tun wollte.

Der Weg zur Heilung und Befreiung war ein Kampf, und dieser erforderte jeden Tag neu die Entscheidung, durchzuhalten und nicht aufzugeben. Manchmal fühlte ich mich von Gott allein und im Stich gelassen, doch ich wusste, dass es nur den einen Weg gab – den Weg der Heilung. Dafür sprach ich im Gebet über ein Jahr lang fast jeden Tag elf kleine Entscheidungen aus, die mir dabei helfen sollten, wenigstens an *diesem einen Tag* meinen Körper wertzuschätzen und einen Rückfall zu vermeiden. Kleine Schritte. Tag für Tag.

Monate vergingen, und ich stellte fest, dass ich über immer längere Zeiträume am Stück keine Rückfälle mehr hatte. Es war eine ganz neue Freiheit, die in mein Leben kam. Manchmal vergaß ich das Essen sogar – das wäre früher undenkbar gewesen.

Gleichzeitig erinnerte Gott mich an meine Träume und Leidenschaften und ermutigte mich, Neues zu wagen. Dadurch half er mir, meine Identität unabhängig von meinem Äußeren zu stärken und Liebe zu mir selbst aufzubauen. Was hatte Gott in mich hineingelegt? Wofür schlug mein Herz? Welche Charakterzüge zeichneten mich besonders aus und womit konnte ich den Menschen dienen, denen ich begegnete? Auf verschiedenste Weisen sprach Gott immer wieder sanft und liebevoll Schönheit in mein Leben, die nicht nur, aber auch meinen sich verändernden, gesundenden Körper betrafen, den anzunehmen ich immer noch lernen musste.

Ich bat Gott oft darum, mir „neue Augen" zu schenken, um mich selbst so zu sehen, wie er es tut. Jetzt, wo mein äußeres Erscheinungsbild mir keine Sicherheit mehr geben konnte und sollte, richtete ich meinen Blick bewusster auf das, was im Verborgenen lag – mein eigenes Herz.

Erst vor wenigen Monaten zeigte Gott mir dann etwas ganz Wunderbares, was mich sehr berührte. Vor meinem inneren Auge sah ich ein menschliches Herz, das mit lauter Blumen umrankt war. Und es war, als würde Gott zu mir sagen: „In all dieser Zeit, da habe ich dein Herz verschönert. Denn es ist die Schönheit deines Herzens, die mich ehrt."

Anfang 2022 entschied ich mich, zur Seelsorge zu gehen, um der Ursache für die Essstörung auf die Spur zu kommen. Gemeinsam mit Gott und meiner Seelsorgerin entdecke ich seitdem so viel Verborgenes in mir, erfahre tiefe Heilung und empfange immer mehr von dem Neuen, das Gott mir zugesprochen hat.

Auch heute habe ich manchmal noch Momente, in denen ich zum falschen Rettungsanker greife und das Essen so viel wirkungsvoller als mein Schöpfer scheint, um meine Seele zu trösten. Und auch heute habe ich manchmal noch Tage, an denen ich mich danach übergebe. Aber auch wenn ich noch Rückschläge erlebe oder in alte Muster verfalle, auch wenn Dinge passieren, die ich eigentlich nie wieder tun wollte, weiß ich, dass ich auf dem richtigen Weg unterwegs bin. Denn aus der tiefsten Dunkelheit hat Gott mich in strahlendes Licht geführt; Selbsthass verwandelte er in aufrichtige Liebe; wo einst Scham war, krönte er mich mit Würde und Stärke; und aus meinem Schmerz und meiner Asche schuf er unvergängliche Schönheit.

Und was Gott für mich tat, das tut er auch für dich.

11 kleine Entscheidungen für jeden Tag

Lea erzählt in ihrer Geschichte von Sätzen, die sie jeden Tag laut über sich und ihrem Leben proklamiert hat. Manchmal hilft es, wenn wir Gutes – wie zum Beispiel Gottes Wahrheiten – laut aussprechen. Wenn du den Impuls „Lügen durch Wahrheiten austauschen“ gelesen hast, hast du darüber ja schon mehr erfahren.

Nutze die Sätze so, wie sie für dich hilfreich sind: Fotografiere sie dir ab oder schreibe sie auf einen Zettel und häng sie dir an deinen Spiegel oder leg sie in dein Notizbuch. Du kannst Leas Entscheidungen für jeden Tag aber auch als Inspiration sehen und wählen, was für dich passt, und eigene Sätze ergänzen.

Ich entscheide mich heute ...

1. mich selbst zu lieben (Markus 12,31).
2. diesen Tag zu genießen (Prediger 8,15).
3. dir, Gott, meine Reise zu einem gesunden Leben zu geben.
4. meinen Körper liebevoll zu behandeln, denn:
   - Mein Körper ist ein Geschenk Gottes (1. Korinther 6,20).
   - Mein Körper ist ein Tempel des in mir wohnenden Heiligen Geistes (1. Korinther 6,19).
   - Mein Körper ist geschaffen nach Gottes Ebenbild (1. Mose 1,27).
   - Mein Körper befähigt mich zu leben.
   - Mein Körper bringt Leben hervor (Psalm 139,13).
   - Mein Körper bringt mich dorthin, wohin Gott mich führt.
5. nicht die Hoffnung zu verlieren (Psalm 34,19).
6. nicht aufzugeben inmitten meiner Reise (Philipper 1,6).
7. mich nicht mit anderen zu vergleichen (Hebräer 12,2).
8. Essen zu etwas Genussvollem zu machen.
9. das Alte loszulassen und das Neue zu empfangen (Philipper 3,13).
10. mich von anderen Menschen lieben zu lassen.
11. DIR, Gott, zu vertrauen (1. Samuel 30,6).

AN DEM WARUM KOMMST DU NICHT VORBEI

oder: Ein Blick hinter die Kulissen

„Iss doch einfach mehr" oder „Iss doch einfach normal" sind Sätze, die einem vielleicht schnell auf der Zunge liegen, wenn man eine essgestörte Person in seinem Umfeld hat. Aber wenn es so „einfach" wäre, wäre der oder die Betroffene dann überhaupt krank? Ich wage es, noch einen Schritt weiterzugehen: Unterstelle ich der betroffenen Person mit diesen Sätzen nicht sogar, dass sie es sich ganz bewusst ausgesucht hat, täglich mit dem Thema Essen zu kämpfen?

Deshalb möchte ich hier ganz klar sagen: Nein, man sucht es sich nicht aus, essgestört zu sein. Sowohl für dich als Betroffene als auch für dich als außenstehende Person ist es wichtig, zu verstehen und anzuerkennen, dass es Gründe für das Auftreten einer Essstörung gibt. Das bedeutet zugleich: Auf lange Sicht wird es nichts bringen, nur am Symptom zu arbeiten, ohne sich dem zu widmen, was dahinterliegt.

Ich erinnere mich noch sehr gut an meine letzten Jahre mit der Bulimie. Ich hatte keinen Bock mehr auf das ständige Essen und Erbrechen. Schon viel zu lang spürte ich, wie sehr mein Körper dadurch angegriffen wurde. Aber nicht nur mein Körper, auch meine Finanzen, mein Studium und meine Beziehungen, alles fiel der Bulimie zum Opfer. Hätte man mir also gesagt: „Hör doch einfach auf mit den ständigen Essanfällen und allem, was danach folgt", hätte ich geantwortet: „Was denkst du, was ich jeden Tag aufs Neue versuche?"

Es gab Seasons, da schien ich meine Bulimie in den Griff zu bekommen. Bei näherem Hinsehen aber war klar: Zwar wurden die Essanfälle in diesen Zeiten weniger, dafür aß ich nun wieder fast gar nichts mehr. Doch nicht nur das: Wenn ich es schaffte, die Essanfälle in Schach zu halten, rauchte ich dafür eine Packung Zigaretten am Tag oder trank regelmäßig und meistens auch zu viel Alkohol.

Sicherlich ist es möglich, ein Suchtverhalten mit aller Kraft zu minimieren oder gar gänzlich zu unterdrücken – oftmals aber nur für den Preis eines anderen schädlichen Verhaltens. So etwas nennt man Suchtverlagerung. In der Zeit, als ich täglich rauchte, erschien mir das Rauchen schlicht und einfach als das geringere Übel.

Es ist so wichtig anzuerkennen, dass jede Form der Essstörung eine ernst zu nehmende Erkrankung mit ernst zu nehmenden Gründen ist. Erst wenn wir beginnen, einen Blick hinter die Kulissen, einen Blick auf das Warum hinter dem Was zu werfen, kann wahre Heilung beginnen. Rebekka und ich haben auf unterschiedliche Weise erfahren, wie Gott mit uns an die Wurzel unserer Essstörung gegangen ist.

Ich durfte erleben, wie Gott mir von einem auf den anderen Tag das Symptom nahm. Von einem auf den anderen Tag hatte ich keine Fressanfälle mehr und habe mich nicht mehr übergeben. Das ist und bleibt ein unfassbares Wunder. Und doch wurde mir ziemlich schnell bewusst, dass mit dem Symptom der Essstörung nicht auch alle anderen Probleme gelöst waren. Nur: Jetzt war ich in der Lage, mich auf den eigentlichen Heilungsweg zu begeben, und zwar Heilung der Verletzungen, die überhaupt dazu geführt hatten, dass ich eine Essstörung entwickelt hatte.

Diese Reise war nicht leicht. Sich den Verletzungen des eigenen Lebens zu stellen, tut meistens ganz schön weh. Aber es ist so elementar, sich die Dinge näher anzuschauen, die zu dieser Krankheit geführt haben, mit der wir uns so gewaltig gegen uns selbst richten.

In meiner Geschichte „Eine Perspektive der Hoffnung“ kannst du lesen, dass meine prägendsten Verletzungen die Krankheit und vor allem die häufige und lange Abwesenheit meiner Mutter waren. Auch lange danach noch, wenn ich mich an den Moment erinnerte, in dem nicht meine Mutter, sondern mein Vater und meine Oma mich vom Kindergarten abholten, kamen mir ziemlich schnell die Tränen. Der Schmerz, den ich mit dieser Erinnerung verband, war einfach zu heftig. Immer wieder bin ich mit Jesus in diesen Moment gegangen. Und doch hat es seine Zeit gebraucht, bis ich an diesen Moment denken konnte, ohne direkt den Tränen nah zu sein.

Sich den Verletzungen unseres Lebens zu stellen, ist ein Prozess und braucht Zeit. Manche Verletzungen mögen schwerwiegender sein als andere – aber sie alle sind es wert, sie als das anzuerkennen, was sie eben waren: VERLETZEND. Dabei hilft es nicht, sich zu vergleichen. Nur weil deine Freundin in ihrer Kindheit Ähnliches erlebt hat wie du und dies als nicht so schmerzhaft bewertet, macht das deine empfundene Verletzung nicht weniger schwerwiegend.

Sei gnädig mit dir selbst und gestehe dir deine Wunden ein. Es geht nicht darum, dich in den Verletzungen zu suhlen. Aber wenn du wirklich frei werden willst, musst du den ersten Schritt gehen und die Verletzungen anerkennen, die dich gerade noch gefangen halten. Vielleicht ist genau das gerade dein erster Schritt: gnädig mit dir selbst zu sein und anzuerkennen, dass du deine Gründe hast. (Wenn du Personen in deinem Umfeld hast, die mit einer Essstörung kämpfen, ermutige ich dich: Erkenne an, dass die Person Gründe für ihr Verhalten hat. Ihr diese Gründe zuzugestehen, kann vielleicht der Türöffner für gute und möglicherweise sogar heilsame Gespräche sein.)

Neben Verletzungen, die wir erlebt haben, gibt es weitere Faktoren, die die Entstehung einer Essstörung begünstigen. Wie bei den meisten psychischen Erkrankungen ist auch die Entstehung einer Essstörung multifaktoriell zu erklären. Es handelt sich hier nicht um ein einfaches „Wenn-dann"-Modell. Zum Beispiel: „Wenn du eine schwierige Kindheit hattest, dann wirst du im Laufe deines Lebens eine Essstörung entwickeln." So simpel ist es nicht.

Weitere Einflussfaktoren sind, wie schon am Anfang des Buches erwähnt, die Gesellschaft, in der du aufwächst, und damit verbundene Ideale. Auch genetische Faktoren spielen eine Rolle. Außerdem kann es die Entwicklung eines essgestörten Verhaltens begünstigen, wenn in deiner Familie ein ebensolches vorgelebt wird. Wesentlich bleibt: Eine Essstörung hat man nicht einfach so, weil es cool oder eben gerade eine Modeerscheinung ist.

Eine Essstörung führt im wahrsten Sinne des Wortes zur Zerstörung. Sie zerstört nicht nur unseren Körper, auch unsere Identität und unsere Beziehungen werden stark in Mitleidenschaft gezogen. Warum fällt es trotz dieser schwerwiegenden und offensichtlichen Konsequenzen dann so schwer, den Kampf gegen die Essstörung zu beginnen und sie hinter sich zu lassen? Kann es sein, dass die Essstörung nicht nur gegen dich kämpft, sondern auch etwas für dich tut? Kann es sein, dass die Essstörung dein Leben auf der einen Seite zerstört und auf der anderen Seite unerlässlich für dein Überleben ist? Ja und ja. So schwer es auch fallen mag, sich das einzugestehen: Die Essstörung wird vielen Betroffenen im Laufe der Jahre nicht nur zum Feind, sondern auch zum treuen Begleiter, zum unverzichtbaren Freund.

Wir haben schon gesehen, dass es Gründe gibt, die dazu geführt haben, dass wir eine Essstörung entwickelt haben. Im Umkehrschluss bedeutet das, dass die Essstörung uns ganz offensichtlich eine Hilfe ist, um beispielsweise mit nicht aushaltbaren Erinnerungen umzugehen. Einfach zusammengefasst: Eine Essstörung hat Funktionen, die uns helfen, im Alltag zurechtzukommen, und es zugleich so unfassbar schwer machen, das essgestörte Verhalten aufzugeben. Denn wenn die Essstörung nicht mehr da ist, braucht es einen alternativen Weg, mit all den Ängsten, überfordernden Emotionen, Forderungen unserer Mitmenschen, Lügen in unserem Leben und Verletzungen unserer Vergangenheit umzugehen.

Und wenn wir nicht wollen, dass es zu Suchtverlagerung kommt, werden wir nicht darum herumkommen, uns einem schmerzhaften und möglicherweise lang andauernden Heilungsprozess zu stellen. Wenn wir verstehen, welche Funktionen die Essstörung für uns übernimmt, kann uns das helfen, praktische und gesunde Strategien zu entwickeln, den Herausforderungen unseres Lebens zu begegnen. Während die Ursachen für die Entstehung einer Essstörung sehr vielfältig und absolut individuell sind, sind die Funktionen recht übersichtlich und greifbar.

Die zwei wesentlichen Funktionen sind *Kontrolle* und *Emotionsregulation.* Ich bin mir ziemlich sicher, dass jeder, der mit einer Essstörung kämpft oder gekämpft hat, bestätigen kann, dass Kontrolle und Emotionsregulation für ihn ein herausforderndes Thema sind oder waren. Bei mir spielt beides bis heute immer wieder eine Rolle.

Mit der Essstörung entwickelte ich eine Strategie, mir das Gefühl von Kontrolle zurückzugeben. Ich wusste nie, was mich am Nachmittag erwarten würde. Würde mich meine Mutter oder meine Tante von der Schule abholen? Würde meine Mutter noch da sein, wenn ich später nach Hause kam?

Dieses enorme Gefühl der Unsicherheit war einfach zu viel für mich. Es mag vielleicht verrückt klingen, aber die Kontrolle meines Körpergewichts, das Zählen der Kalorien und der Schritte, die ich täglich machte, gab mir ein künstliches Gefühl von Kontrolle. In dem Moment war mir das nicht bewusst. Aber unbewusst entwickelte ich mit der Essstörung eine Strategie, die mir half, mich in der für mich so unzuverlässigen und unsicheren Welt ein bisschen sicherer zu fühlen.

Wenn ich mich heute dabei ertappe, dass ich beginne, meine Sicherheit wieder auf irgendwelchen messbaren Zahlen aufzubauen, gehe ich damit ganz bewusst zu Gott. Jede Mama weiß, dass man in den ersten Monaten oder auch Jahren mit Kind nicht zwingend mit ruhigen Nächten und viel Schlaf rechnen kann. Vor ein paar Wochen ertappte ich mich dabei, dass die Stunden Schlaf, die meine Smartwatch am Morgen anzeigte, nicht selten darüber bestimmten, ob ich mich bereit für den Tag fühlte oder mir schon nach dem Aufwachen alles zu viel war.

Ich teile dieses Beispiel, weil es so wichtig ist zu verstehen, dass Heilung ein fortschreitender Prozess ist. Ich bin so dankbar, sagen zu können, dass ich meine Essstörung schon vor über sechs Jahren hinter mir lassen durfte. Und trotzdem gibt es da immer wieder Verhaltensweisen, die an mein altes Muster anknüpfen.

Dann darf ich mich erinnern, dass ich frei bin und dass ich mein Leben von einem Standpunkt der Freiheit aus navigieren will.

Deshalb habe ich Gott um Hilfe gebeten, ihn gebeten, mir zu helfen anzuerkennen, dass er allein alles in der Hand hält. Ich versuche mich nun jeden Abend bewusst dafür zu entscheiden, dass auch mein Schlaf in Gottes Hand liegt und dass ich ihm vertrauen will. Als sichtbares Zeichen dafür lege ich meine Uhr ab. Ich schreibe bewusst „versuche", weil es eben ein Prozess ist. Ich bin so dankbar, dass ich in den letzten Jahren lernen durfte, dass Gott unglaublich barmherzig und geduldig mit mir ist. Ja, er liebt mich viel zu sehr, als dass er unkommentiert mitansehen möchte, wie ich mich immer wieder von anderen Dingen als ihm (z. B. irgendwelchen Zahlen) abhängig mache. Aber in diesem Prozess weiß ich, dass Gott es gut mit mir meint, dass er kein Problem mit meinem Tempo hat und dass er mich immer wieder neu daran erinnert, dass er der Einzige ist, von dem es sich wirklich lohnt abhängig zu sein.

Was sind die Dinge, Umstände oder Menschen, von denen du dich immer wieder abhängig machst? Bitte Gott, dir zu helfen, Schritt für Schritt die selbst geschaffenen Kontrollmechanismen aus deinem Leben zu eliminieren und ganz auf ihn zu vertrauen!

Es ist absolut menschlich, dass wir uns sicher fühlen wollen. Genauso ist es absolut menschlich, dass wir Gefühle haben. Und sicherlich kennt es wirklich jeder, ob essgestört oder nicht, dass uns so manche Emotionen oder manches Maß an Emotionen durchaus überfordern kann.

Damals half mir die Bulimie, Gefühle, die mir einfach zu viel wurden, wenigstens kurz zu vergessen. Durch das übermäßige Essen und anschließende Erbrechen konnte ich sinnbildlich alle Emotionen, die mich überforderten, einfach runterschlucken und anschließend auskotzen und damit loswerden. Es war wie in einem Rauschzustand. Ich fühlte gar nichts mehr, weil ich mich durch das Essen und Erbrechen von meinen Gefühlen lossagen, sie quasi von mir abspalten konnte.

Im Fachjargon bezeichnet man das als „Dissoziieren". Einfach erklärt bedeutet das, dass ich die Gefühle, die ich wahrnahm und die mir zu viel wurden, von mir trennte, damit ich sie nicht mehr fühlen musste. Auch heute noch, wenn mir mal wieder alles zu viel wird, erwische ich mich so manches Mal, wie ich auf einmal vor dem geöffneten Kühlschrank stehe. Dieser Impuls, zu starke Gefühle mit Essen zu besänftigen, ist so tief verankert in meinem Unterbewusstsein. Der Unterschied heute ist, dass ich meistens den Kühlschrank wieder schließe oder die Tafel Schokolade wieder zurücklege, weil mir bewusst wird, was hier gerade vor sich geht. Einen gesunden Umgang mit unseren Gefühlen zu erlernen, ist ein so wesentlicher Schlüssel, wenn wir unsere Essstörung hinter uns lassen wollen. Deshalb haben wir diesem Thema einen eigenen Impuls gewidmet.

Ilka

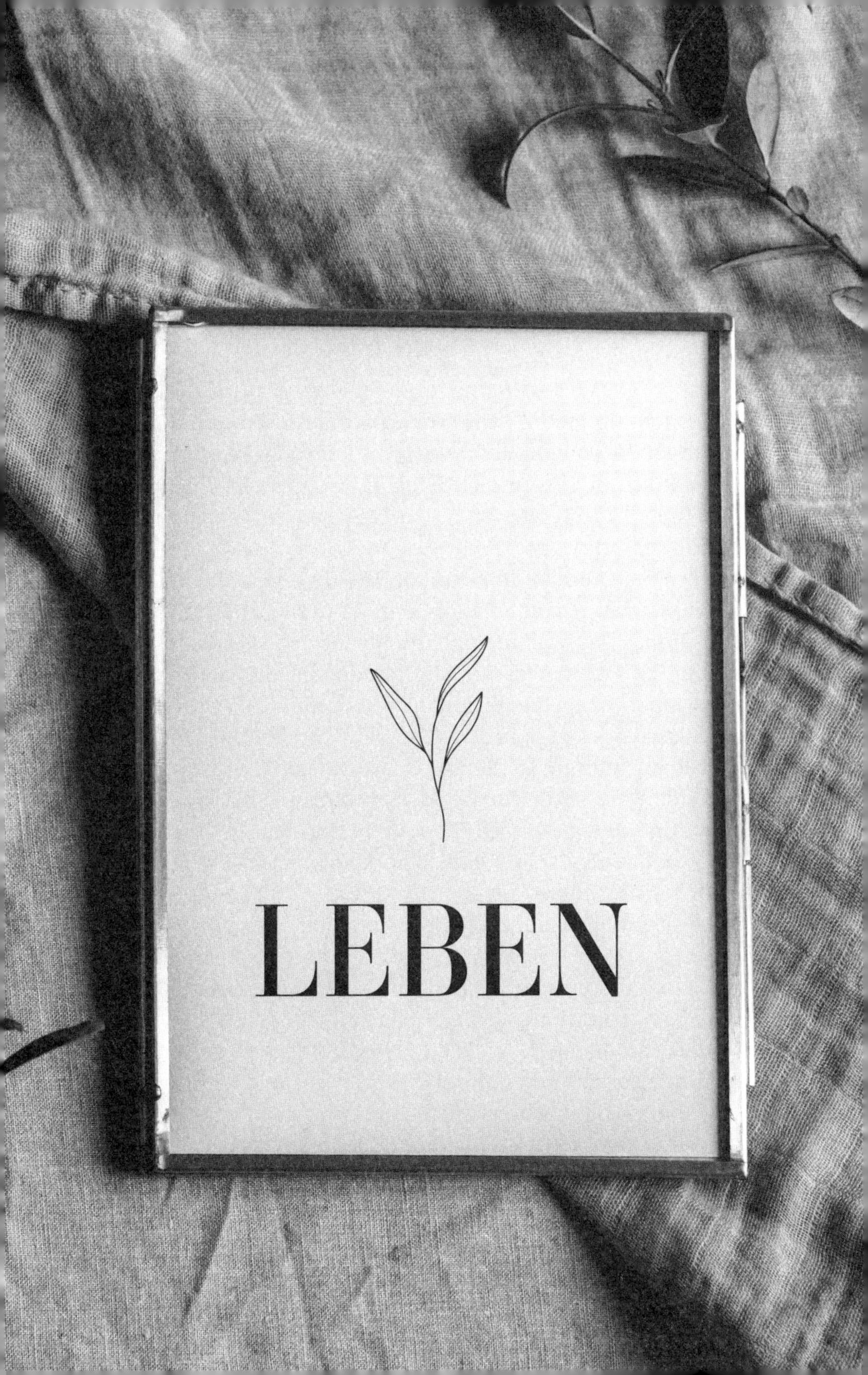
LEBEN

„MÖCHTEN SIE LEBEN?“

Mirjanas Geschichte

„Möchten Sie leben?“ Die Therapeutin starrte mich durch ihre Brille an. Mehr konnte ich aufgrund der Maske nicht von ihrem Gesicht sehen. Das brauchte ich auch gar nicht. Ihre Worte und der Tonfall genügten, um mir den Boden unter den Füßen wegzureißen.

Ihre Frage konnte doch unmöglich ernst gemeint sein! Mir war bewusst, dass ich sehr dünn war. Zu dünn. Aber lebensbedrohlich dünn? Das war niemals meine Absicht gewesen! Natürlich wollte ich leben! Was für ein Paradoxon: Aus dem Wunsch heraus, mich vor „gefährlichen“ Lebensmitteln zu schützen, war genau das eingetreten, was ich so sehr fürchtete. Nicht das Essen würde mich töten, sondern das Nichtessen!

„Leiden Sie unter Konzentrationsstörungen?“, fragte die Therapeutin weiter. „Als ich Sie zum ersten Mal gesehen habe, bin ich regelrecht erschrocken! Man sieht durch Ihre Kleidung die Knochen abstehen!“

Ich schauderte. Ganz offenbar hatte ich mich unbewusst so heruntergehungert, dass mein Skelett zum Vorschein kam. Gleichzeitig schaltete mein Körper auf Sparmodus, um die lebensnotwendigen Funktionen erhalten zu können. Kein Wunder, dass ich in den vergangenen Nächten zwei Bettdecken gebraucht hatte, weil mir so kalt gewesen war. Und nicht nur das: Anscheinend verlor mein Gehirn tatsächlich langsam seine Funktionsfähigkeit.

Vor Kurzem hatte ich in einem Buch über Magersucht von diesen Symptomen gelesen. Dabei hatte ich nicht geahnt, dass ich bald selbst in einer Klinik ums Überleben kämpfen würde. So wurde die Geschichte aus dem Buch zu meiner eigenen. Nur die Motivation, der Auslöser, war ein anderer: Ich hatte keine „klassische" Magersucht. Ich wollte essen. Doch ich konnte es nicht. Mein Problem war, dass ich ständig Panik davor hatte, dass Lebensmittel vergiftet sein und mir schaden könnten. Aufgrund dieser Ängste hatte ich in den letzten Monaten nur noch sehr wenig gegessen.

Die Frage der Therapeutin machte mir unweigerlich bewusst: Es war allerhöchste Zeit, mich von der Hand meines Zwangs loszureißen und Gottes Hand zu ergreifen.

Rückblick

Seit der Grundschule war die Zwangsstörung ein Teil meines Lebens. Doch je älter ich wurde, desto fester zog sie ihre Ketten. Eine Angst, die mit scheinbar harmlosen Ticks begann, entwickelte sich zu einer Lebensbedrohung. Besonders kritisch wurde es, als ich bei meiner Familie auszog. In der kleinen Wohnung war ich ganz allein mit meinem Zwang und ließ mich noch mehr von ihm versklaven (falls das überhaupt möglich war).

Mittlerweile hatte sich meine Angst so ausgeweitet, dass ich fürchtete, Menschen könnten im Supermarkt Essen manipuliert und vergiftet haben. Wenn ich eine Lebensmittelpackung neu öffnete, prüfte ich vorher ganz genau, ob sie wirklich unversehrt und fest verschlossen war. Wenn etwas meines Erachtens nicht „genug" knackte, landete es im Mülleimer. In meiner Küche stapelten sich verpackte Lebensmittel, die anzurühren ich mich nicht traute. Nicht selten war ich verzweifelt.

Die folgende Szene spielte sich fast täglich bei mir ab: Ich ging in die Küche und startete den Versuch, eine Packung Haferflocken zu öffnen. Sofort meldete sich die Stimme des Zwangs: „Stopp. STOPP! Das ist viel zu gefährlich! Wenn du diese Haferflocken isst, wird etwas Schlimmes passieren!" Frustriert stellte ich die Tüte zurück in den Schrank. Mein Magen knurrte. Das Abendbrot am Tag zuvor hatte ich wieder einmal ausfallen lassen. Nun war es bereits später Vormittag. Ich musste langsam etwas essen.

Vorsichtig nahm ich eine Packung Mehl ins Visier. Okay, heute keine Haferflocken, aber wie wäre es, wenn ich mir schnell Brötchen backen würde? Hoffnungsvoll stellte ich eine Rührschüssel auf die Arbeitsfläche, dann streckte ich meine Hand nach der Mehltüte aus. Sorgfältig prüfte ich die Verpackung. Ich konnte keine verdächtigen Risse oder Knicke entdecken. Erleichtert kippte ich etwas Mehl in die Schüssel. Geschafft. Fehlten noch Salz und ... oh nein! Hefe. Die Verpackung des Würfels sah eindeutig zu verbeult aus.

Na gut, dann Brötchen ohne Hefe. Nachdem ich etwas Salz und Wasser in die Schüssel gegeben hatte, nahm ich einen Löffel und begann zu rühren. Moment! Was war das für ein roter Punkt im Teig? Kam der vom Mehl? Mehl ist doch nicht rot! Tränen schossen mir in die Augen, während ich den Inhalt der Schüssel eilig in den Mülleimer kippte. Dieses Risiko konnte ich keinesfalls eingehen. Wenn ich die Brötchen aß, würde ich in unerträgliche Panik verfallen, die womöglich sogar tagelang anhielt; das war mir klar. Aber ich musste doch etwas essen! „Ein paar Stunden halte ich es noch aus. Und heute Nachmittag bin ich ja sowieso bei meinen Eltern. Dann kann ich mit ihnen gemeinsam essen“, beruhigte ich mein Gewissen.

Mitten in der Coronazeit wartete dann ein wunderschönes Ereignis auf mich: meine Hochzeit. Aufgrund der häufig wechselnden Regelungen war die Planung für meinen Verlobten und mich eine große Herausforderung. Nachdem wir uns das Jawort gegeben hatten, erlebte ich, dass der Beginn der Ehe – wie zu erwarten gewesen war – viele Veränderungen mit sich brachte. Für mich als psychisch labiler Mensch war es nicht einfach, das alles zu verarbeiten.

Während andere Bräute und Frischvermählte vielleicht unter Migräne leiden oder andere Stresssymptome zeigen, waren die Monate vor und nach meiner Hochzeit der perfekte Nährboden für meine Ängste. Schritt für Schritt verlor ich immer mehr an Gewicht. Nahezu jedes Lebensmittel war in meinen Augen eine Bedrohung.

Ich hatte keine Kraft mehr, mich gegen die Lügen zu wehren, die der Teufel mir einredete. Stattdessen glaubte ich ihnen bereitwillig. So kam es, dass ich oft nur eine Mahlzeit am Tag aß. Wenn man mich darauf ansprach, wie dünn ich geworden sei und dass ich unbedingt essen müsse, reagierte ich abweisend. Schließlich aß ich doch. Okay, nur einmal am Tag, aber es waren sogar große Portionen. Ja, ich hatte abgenommen und war noch dünner als sonst, aber es funktionierte doch noch alles: Ich erfüllte meinen Vollzeitjob, nahm viele Termine wahr, war mittlerweile Ehefrau ... Alles war im grünen Bereich. Zumindest glaubte ich das.

Wüstenzeit

Irgendwann begann diese Überzeugung ins Wanken zu geraten. Nicht nur für mich, sondern auch für meinen Mann und meine Familie, die mitansehen mussten, wie ich mich zu Tode hungerte, wurde der Leidensdruck immer größer. Schließlich bemühte ich mich um einen Klinikplatz. In seiner Gnade schenkte Gott mir rechtzeitig den Kontakt zu einer Krankenhausärztin, die den Ernst meiner Lage erkannte und mich schon bald auf ihrer Station aufnahm.

Eine der schrecklichsten Zeiten meines Lebens begann. Die oben beschriebene Szene mit der Therapeutin war ein Schock für mich. Es war, als hätte ich die ganze Zeit über einen Schleier vor meinen Augen getragen. Wie hatte ich so verblendet sein und nicht sehen können, was alle anderen sahen?

Ich wusste: Die Klinik war der Ort, an dem ich nun sein musste. Dennoch heulte ich mir die Augen aus dem Kopf und glaubte, keine Sekunde dort ertragen zu können. 24/7 mit den größten Ängsten konfrontiert zu werden, kostete unbeschreiblich viel Kraft – emotional und physisch. Ich sehnte mich nach meinem Mann, meiner Familie, meinen Freunden, meiner Gemeinde, meinem sauberen Badezimmer und meinem kuscheligen Bett.

Und ich sehnte mich nach Freiheit. Freiheit von meinem Zwang.

Warum heilte Gott mich nicht einfach? Es wäre doch so leicht für ihn. In der Bibel lesen wir von so vielen spontanen Wundern. Warum durfte nicht auch ich ein spontanes Wunder erleben? Warum musste ich durch die Wüste gehen? Ich fühlte mich wie ein Opfer der Zwangsstörung. Ausgeliefert.

Durch den Zwang war ich an diesen Tiefpunkt gelangt. Die Ängste waren so groß, die Gefühle so intensiv – wie sollte ich mich diesem Riesen stellen? In meinen Augen schien es einfacher, zu resignieren, die weiße Flagge zu hissen, mich der Angst hinzugeben und dadurch unfrei zu bleiben.

Doch nun verstand ich, dass ich eine Entscheidung zu treffen hatte. Ich musste mich der Frage stellen: Möchtest du leben oder nicht? Alles in mir schrie: „JA!" Doch das bedeutete, dass ich entsprechende Schritte gehen musste. Und der Weg war sehr steinig.

Neues Leben

In der Klinik wurde ich mit nährstoffhaltigen Getränken und Vitaminen versorgt. Eine Therapeutin half mir, einen Übungsplan zu erstellen und umzusetzen. Ich sollte Mittag essen, ohne etwas herauszupulen (eine schwere Aufgabe für mich, weil ich nicht wusste, wer das Krankenhaus-Essen zubereitete und was genau sich hinter einzelnen Inhaltsstoffen verbarg), Verpackungen öffnen und daraus essen, im Supermarkt einkaufen gehen …

Neben diesen praktischen Übungen erhielt ich seelsorgerliche Unterstützung in meiner Gemeinde. Dabei wurden mir neu die biblischen Wahrheiten vor Augen geführt. Ich entwickelte „Kampfstrategien" gegen den Zwang, ermutigende Worte aus der Bibel, die mir auf meinem schwierigen Weg helfen sollten. Sie beinhalteten die Verse 4, 15 und 14 aus Psalm 91 (SLT):

Er wird dich mit seinen Fittichen decken,
und unter seinen Flügeln wirst du dich bergen;
seine Treue ist Schirm und Schild.

Ruft er mich an, so will ich ihn erhören; ich bin bei ihm in der Not, ich will ihn befreien und zu Ehren bringen. Weil er sich an mich klammert, darum will ich ihn erretten; ich will ihn beschützen, weil er meinen Namen kennt.

Der Kampf ist nicht vorbei, aber immerhin resigniere ich nicht mehr, sondern habe mich auf den Weg gemacht. Meine Angst, im Supermarkt einkaufen zu gehen, zu kochen und generell vor Lebensmitteln hat sich nicht in Luft aufgelöst. Immer wieder ist es meine Entscheidung: Vertraue ich meinem himmlischen Vater oder glaube ich den Lügen seines größten Feindes?

Gott ist treu. Er schenkt mir immer wieder neue Kraft. Auch wenn ich im Inneren häufig noch eine gewisse Anspannung spüre, ist die übergroße Panik nicht mehr da. Und ich habe neue Hoffnung. Hoffnung auf ein Leben in Freiheit. Eine Freiheit, die nur Jesus schenken kann.

In der Klinik sorgte Gott dafür, dass mein Leben erhalten blieb und mein Herz nicht aufhörte zu schlagen. Nun – ein Jahr später – hat er meinen Körper so weit geheilt, dass er neben meinem Herzen ein weiteres schlagen lässt. Ich kann es nicht fassen, dass Gott meinem Mann und mir ein Baby schenkt! Niemals hätte ich erwartet, dass ich (wenn überhaupt) so bald schwanger werden könnte.

Als ich mir in meinem Krankenhausbett die Augen aus dem Kopf geheult hatte, war Gottes Plan nicht vorbei gewesen. Er hatte auf dieser Erde noch etwas mit mir vor. Schon damals hatte er das kleine Wesen gesehen, das nun in mir heranwächst. Was für ein gnädiger Gott! So oft vertraute ich ihm nicht, doch er hielt meine Hand fest – selbst dann, als sie von feindlichen Ketten umgeben war. Und dann begann er mich Schritt für Schritt aus der Sklaverei zu führen.

Ich freue mich auf den Tag, an dem ich von ganzem Herzen bezeugen kann: „Unsere Seele ist entflohen wie ein Vogel aus dem Netz des Vogelfängers, das Netz ist zerrissen – und wir sind frei!" (nach Psalm 124,7).

DU DARFST LEBEN

Jede Geschichte einer Essstörung ist sehr individuell. Du hast anderes erlebt als ich, ich habe anderes erlebt als du. Und dennoch bin ich davon überzeugt, dass all unsere Geschichten eine Parallele aufweisen, dass wir alle etwas gemeinsam haben: die Lüge, kein Recht auf Leben zu haben und nicht liebenswert zu sein.

Vielleicht hast du als Kind schon das Gefühl gehabt, dass du so, wie du bist, kein Recht hast zu leben. Vielleicht hast du dir anhören müssen: „Es wäre besser, du wärst nie geboren." Vielleicht haben dir Menschen im Laufe deines Lebens immer wieder gesagt, dass du dich ändern musst, damit du überhaupt liebenswert bist. Solche Sätze brennen sich tief in unsere Herzen und richten immensen Schaden an. Sie nisten sich in unsere Gedanken ein und werden zu Lügen, die wir glauben.

Oft bleiben diese Lügen nicht alleine, sondern bringen weitere Lügen mit sich. Lügen, die sagen, dass du nicht genügst, dass du nicht schlau, schön, dünn, erfolgreich, sportlich ... genug bist. Vielleicht hast du auch Angst, zu viel, zu laut, zu leise oder zu auffällig zu sein. Was diese Lügen immer mit sich bringen, sind Scham und Selbstzweifel. Scham für das, wer oder wie du bist; Zweifel an dem, was dich ausmacht und doch eigentlich zu deiner Persönlichkeit gehört. Auch diese Lügen vermitteln uns, dass wir kein Recht auf Leben haben – zumindest nicht, solange wir uns nicht ändern, optimieren oder bestimmte Bedingungen erfüllen.

Aber noch etwas raubt Lebensqualität und schränkt das Leben von Betroffenen enorm ein: die Essstörung selbst. Die persönlichen Geschichten in diesem Buch erzählen davon, wie sehr Essstörungen das Leben kleinhalten und zerstören und enorme

Auswirkungen auf Beziehungen haben. Plötzlich werden Partner oder Freunde belogen, um hinter der Maske dem Druck der Essstörung nachgeben zu können – sei es der Druck, Sport zu treiben, zu hungern, zu essen oder zu erbrechen. Da zerbrechen Ehen und Freundschaften. Betroffene gehen nicht mehr zu Partys, sagen Treffen ab und isolieren sich, bis sie schließlich vollkommen vereinsamen und nur noch mit der Essstörung zu Hause eingeschlossen sind.

Als ich in die Essstörung rutschte, gab es das Internet noch nicht so lange. (Klingt, als sei ich ziemlich alt, ich weiß.) Damals musste man sich noch aufwendig ins Internet einwählen, dabei gab das Modem ein paar merkwürdige Geräusche von sich. Solange man im Internet war, konnte niemand im Haushalt telefonieren. Trotz dieser Hürden suchte ich online viel nach Einträgen zum Thema Essstörungen. Ich wollte wissen, was mit mir los war, was das alles bedeutete; wollte besser verstehen, was da gerade passierte. Ich hoffte aber auch, Berichte von anderen Betroffenen zu entdecken, die zeigten, dass ich nicht alleine war, und die erzählten, wie sie es geschafft hatten, die Essstörung zu überwinden.

Es gab weit weniger Treffer, als wir heute finden können. Ich stieß immer auf dieselben Informationen zu möglichen Auslösern, Symptomen und Folgen der jeweiligen Erkrankungen. Essstörungen waren noch nicht so gut erforscht wie heute und vielleicht auch noch nicht so bekannt, und doch gab es Seiten, die Aufklärung und Hilfe angeboten haben.

Was ich aber auch schnell entdeckte, waren Seiten von Essstörungs-„Fans", die auf ihren Plattformen Tipps und Tricks darüber austauschten, wie man noch länger und einfacher hungern kann, was man essen sollte, damit man danach möglichst lang ohne Bauchschmerzen fasten kann, und was man in welcher Reihenfolge essen muss, um es möglichst einfach wieder erbrechen zu können. In diesen Foren wurden Magersucht und Bulimie regelrecht verherrlicht. Ich bin dankbar, dass diese Seiten heute nicht mehr so schnell zu finden sind und stattdessen deutliche Warnungen verbreitet werden, die über diese gefährlichen Plattformen aufklären.

Was ich damals auf fast jeder Webseite zu sehen bekam, waren die Folgen, die durch Bulimie entstehen können: Zahnschmelzschäden, Osteoporose, Haarausfall, Schäden an der Speiseröhre, Magenschleimhautentzündungen und das Ausbleiben der Periode wurden am häufigsten genannt. Das alles sind erschreckende Folgesymptome, die man nicht leichtfertig in Kauf nimmt. Dennoch schafft man nicht den Absprung aus der Sucht.

Ich bin mir sicher, dass die meisten betroffenen Frauen, die sich im Internet schlaugemacht haben, ebenfalls darüber informiert sind, dass es sein kann, dass sie ihre Tage nicht mehr bekommen – was dazu führen kann, dass sie keine Kinder bekommen können oder es zumindest deutlich schwerer sein kann, schwanger zu werden. Ich glaube, dass es kaum Betroffene gibt, die – wenn sie erfahren, dass sie möglicherweise nicht schwanger werden können – sagen: „Hätte ich DAS früher gewusst, dann hätte ich doch sofort damit aufgehört!"

Hätten wir nicht. Haben wir nicht. Vielleicht erscheint dieses Risiko den meisten Betroffenen in den akuten Phasen der Essstörung nicht wichtig und weit weg, vor allem, wenn sie jung sind. Aber selbst wenn einem die Folgen des eigenen Handelns sehr bewusst sind und man vor den möglichen Auswirkungen gewarnt wird: Der Sog dieser Krankheit ist so viel stärker, als dass man einfach auf den Knopf drücken und es sein lassen könnte.

Warum ich überhaupt darüber schreibe? Weil allein in diesem Buch gleich zwei Frauen davon erzählen, dass es aufgrund ihrer Vorgeschichte ein medizinisches Wunder ist, dass sie schwanger werden und ein Kind bekommen konnten. Das ist für Betroffene keine Selbstverständlichkeit!

Wenn wir immer noch denken, dass es sich bei Essstörungen um eine Modeerscheinung oder um eine Phase im Teenageralter handelt, dann verharmlosen wir so sehr, wie viel Leben diese Krankheit raubt und wie viel reale Auswirkungen sie auf das weitere Leben hat – egal ob wir über einen kürzeren Zeitraum krank waren oder es Jahrzehnte dauert, bis unsere Situation sich bessert.

Essstörungen zerstören nicht nur Paarbeziehungen oder Freundschaften; sie haben das Potenzial, Lebensträume zu zerstören: wenn Frauen viele Jahre später vielleicht feststellen, dass ihre Erkrankung noch immer körperliche Auswirkungen hat und sie zum Beispiel keine Familie gründen können. Oder wenn Betroffenen die Konzentration fehlt, um in Ausbildung und Studium die erforderlichen Leistungen zu bringen. Und plötzlich wird aus dem Traumberuf ein zerplatzter Traum.

Das alles klingt dramatisch. Weil es das ist. Umso mehr will ich dir sagen: Es gibt noch etwas anderes. Da ist Hoffnung für dich! Woher ich das weiß? Weil die Bibel voller solcher Geschichten von Menschen mit kaputten Lebensgeschichten steckt, die dachten, dass sie keinen Wert hätten – bis Gott ihnen begegnet ist und ihnen gezeigt hat, wie *er* über sie denkt. Es beruhigt mich zu wissen, dass es schon lange vor uns Menschen gab, die dachten, dass sie nicht „lebens-wert" sind. Und dass die Lügen, die sie gehört und geglaubt haben, so wahr sind, dass es kein Zurück mehr gibt. Und dass Gott in ihrem Leben das Gegenteil bewiesen hat.

Da ist zum Beispiel die Frau am Jakobsbrunnen, die aufgrund ihrer Lebensumstände von anderen schräg angesehen wird. Sie geht in der größten Mittagshitze zum Brunnen, um Wasser zu schöpfen, damit sie möglichst wenig Menschen begegnen muss. Und ausgerechnet dort trifft sie Jesus, der sie um Wasser bittet. Sie kommen ins Reden, und Jesus sagt zu ihr, dass sie ihren Mann holen soll. Sie antwortet ihm, dass sie nicht verheiratet ist. „Das stimmt", sagt Jesus daraufhin. „Du hast keinen Mann. Fünf Männer hast du gehabt, und der, den du jetzt hast, ist nicht dein Mann. Da hast du die Wahrheit gesagt" (Johannes 4,17-18; NGÜ).

Die Frau ist erstaunt über das, was Jesus weiß, und erkennt, dass er der versprochene Messias ist. Er redet mit ihr – obwohl sie nicht verheiratet ist, sondern nach mehreren Scheidungen unverheiratet mit einem Mann zusammenlebt. Und obwohl sie keine Jüdin ist. Sie spürt: Er verurteilt mich nicht. Er sieht mich, wie ich bin. Also lässt sie alles stehen und liegen, läuft in die Stadt und erzählt den Menschen, dass sie Jesus getroffen hat. Sie, die von allen links liegen gelassen wurde, die gemieden und aufgrund ihrer Geschichte abgelehnt wurde, bekommt von ihm neuen Wert zugesprochen, und ihr Leben verändert sich.

Jesus ist Frauen sowieso anders begegnet, als es zu seiner Zeit üblich war. Maria Magdalena war von sieben Dämonen besessen, als sie Jesus traf. Er heilte sie (Lukas 8,2) und sie schloss sich ihm und den Jüngern an. Wie hart muss ihr Leben gewesen sein? Was wird sie erlebt haben, welchen Menschen und Umständen war sie ausgesetzt als eine Frau, die von Geistern beherrscht wurde?

Die Serie „The Chosen" malt ein realistisches Bild von Marias Geschichte. In den ersten beiden Folgen geht es um die harten Dinge, die sie in ihrem Leben erlebt hat und ertragen musste. Als Jesus ihr begegnet, verändert dieser Augenblick alles. Er sieht sie an, er nennt sie beim Namen und heilt ihre inneren und äußeren Wunden.

Du denkst vielleicht, dass du zu viel falsch gemacht hast, um überhaupt ein „richtiges" Leben führen zu dürfen. Vielleicht denkst du, dass du es nicht anders verdient hast und deine Kämpfe und Umstände nun mal dein Leben sind. Vielleicht versuchst du einfach, dich mit alldem zu arrangieren. Aber die Wahrheit ist: Du hast weder Krankheit noch Zwänge oder Sucht verdient. Du hast dir das, was dir im Leben passiert ist, nicht ausgesucht und trägst nicht die Schuld daran.

Wenn du immer wieder mit negativen Gedanken, Scham und Schuldgefühlen zu kämpfen hast (wie wir alle übrigens) und glaubst, dass du nicht „lebens-wert" bist, dann lies, was in der Bibel über uns steht. In Johannes 14,19 (SLT) sagt Jesus: „Ich lebe, und auch ihr sollt leben." Das bedeutet: Jesus hat am Kreuz alles auf sich genommen, was uns das Leben rauben will, was unsere Identität zerstören will und was uns einbläuen will, dass wir es nicht wert sind zu leben. Er ist am Kreuz gestorben, damit wir leben können – nicht eingeengt, nicht ein bisschen, nicht nur, so gut es eben geht, sondern in Fülle, im Überfluss. Das können wir im Johannesevangelium in Kapitel 10 nachlesen. Dort sagt Jesus auch, dass er für seine Schafe wie ein guter Hirte ist, der sein Leben für sie gibt. Wir sind Jesus so wichtig, dass er den Weg zum Kreuz bis zum Ende gegangen ist. Unser Leben ist wertvoll, weil er bereit war, seins dafür zu geben.

Und noch etwas gibt uns bleibenden Wert: Wir leben, weil Gott uns wollte. Deshalb sind wir gerade jetzt hier auf der Erde. Diese Zusage finden wir an vielen Stellen in der Bibel. So beschreibt Psalm 139, dass Gott dich schon kannte und wollte, als du noch gar nicht geboren warst. Noch vor Erschaffung der Welt hat er sich genau überlegt, wie du sein solltest. Er denkt gut über dich und hat Hoffnung und Zukunft für dich (s. Jeremia 29,11).

Die Bibel zeigt also: Du bist geschaffen, um zu leben. Du darfst leben. Du darfst sein. Du bist niemals zu viel und du bist mehr als genug. Du bist geliebt und gesehen. Dass du lebst, ist Zeichen genug dafür, dass du sein darfst und das Recht hast zu leben.

Vielleicht hilft dir die Übung in diesem Buch, die zeigt, wie du Lügen gegen Wahrheiten tauschen kannst, sodass du anfangen kannst, diese Lebenslüge auszuräumen.

Vielleicht merkst du beim Lesen aber auch, dass noch mehr hinter alldem steckt und du tiefer graben musst. Dann ermutige ich dich, dir jemanden in der Seelsorge oder aus dem therapeutischen Bereich zu suchen, mit dem du dir das in einem geschützten Rahmen genauer ansehen kannst. Solche tiefen Wurzeln freizulegen und anzuschauen, bedeutet häufig Arbeit, und das ist oft anstrengend und schmerzhaft. Aber ich bin davon überzeugt, dass es sich lohnt, weil wir dabei Stück für Stück von dem ablegen, was uns einengt und kleinhält. Und weil wir dann mit mehr Leichtigkeit und Freiheit weiterlaufen können.

„Du darfst leben" – das ist nicht irgendein Titel, den wir uns für dieses Buch ausgedacht haben. Es ist eine Aussage, von der wir zutiefst glauben, dass sie wahr und genau deshalb so hart umkämpft ist. Umso mehr möchten wir dir und allen, die noch immer tief in sich glauben, dass sie eigentlich kein Recht haben zu leben, zusprechen: Du DARFST leben!

Rebekka

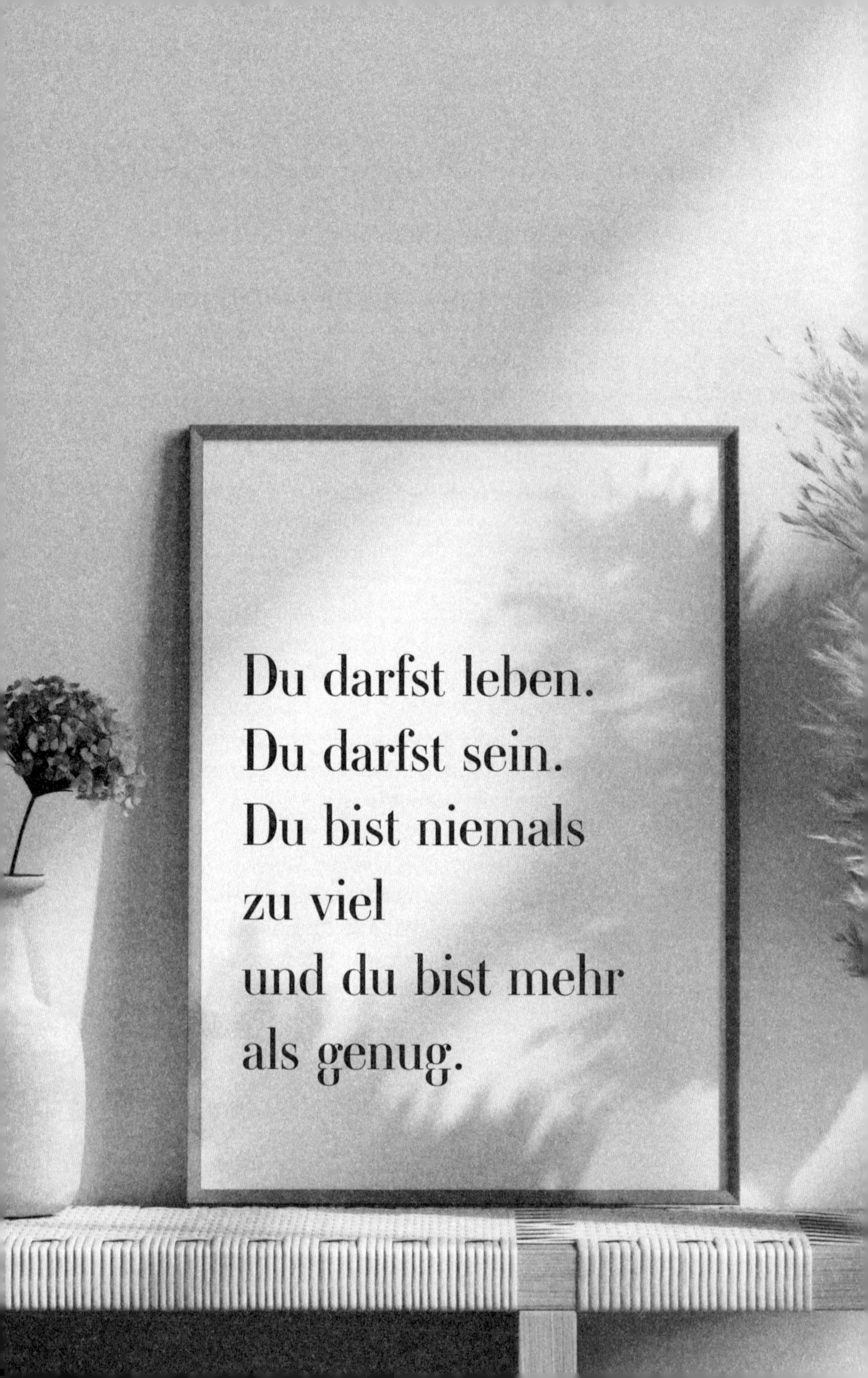
Du darfst leben.
Du darfst sein.
Du bist niemals
zu viel
und du bist mehr
als genug.

LOSLASSEN, WAS DICH HÄLT

Insbesondere wenn Betroffene schon viele Jahre mit einer Essstörung unterwegs sind, erkennen die meisten, wie sehr die Erkrankung ihr Leben einschränkt. In Gesprächen erzählen mir viele, dass sie am Ende seien und die Essstörung ihnen alle Kraft raube. Doch wenn es darum geht, sich vorzustellen, die Krankheit könnte der Vergangenheit angehören, löst das oftmals Angst anstatt Erleichterung aus. Warum ist das so?

Ich erinnere mich noch gut an meine letzten Jahre mit der Essstörung. Ich wollte nicht mehr. Ich wollte nicht mehr, dass sich alles ums Essen, Erbrechen, Sporttreiben, die Zahl auf der Waage etc. drehte, und doch konnte ich nicht anders. Die Angst, die Essstörung loszulassen, war zu groß. Ich fragte mich: Was wird dann noch übrig sein, wenn die Essstörung geht? Wer bin ich, wenn ich nicht mehr essgestört bin?

Das geht vielen Betroffenen so. Die Essstörung nimmt so viel Raum und Bedeutung ein, dass sie immer mehr zur Identität wird. Es ist, als würde sie alles überschreiben, was uns eigentlich ausmacht – unsere individuelle, gottgegebene Persönlichkeit –, bis letztlich nur noch sie übrig bleibt. So kommt es zu der Überzeugung: Wenn die Essstörung jetzt auch noch weg ist, dann habe und bin ich gar nichts mehr.

Diese und ähnliche Gedanken machen es so schwer, sich ein Leben ohne die Essstörung als etwas Gutes vorzustellen und sich Hilfe zu holen. Bei Magersüchtigen mit extremem Untergewicht gibt es oft eine zusätzliche Hürde: Um eine ambulante oder stationäre Therapie beginnen zu können, wird im Regelfall ein bestimmtes Gewicht vorausgesetzt sowie die Bereitschaft, im

Therapieverlauf weiter an Kilos zuzunehmen. Selbst wenn Betroffene also bereit sind, Hilfe in Anspruch zu nehmen, müssen sie sich als Voraussetzung ihrer mitunter größten Angst stellen: zuzunehmen. Dies stellt für viele einen fast unüberwindlichen Konflikt dar.

Mittlerweile bin ich über sechs Jahre frei von der Essstörung. In diesen Jahren habe ich auf der einen Seite viel darüber gelernt, warum ich eine Essstörung entwickelt hatte. Aber ich habe auch mehr und mehr erkannt, wer ich eigentlich bin und was hinter meinen Ängsten steckt. Und ich habe mich getraut zu glauben, dass Gott ein einzigartiges Potenzial in mich hineingelegt hat.

Manchmal ist es richtig spannend zurückzublicken. Tatsächlich haben sich viele meiner Eigenschaften komplett ins Gegenteil gewendet. Ich dachte z. B. immer, ich sei ein routineliebender Mensch, aber in Wirklichkeit finde ich es toll, neue Dinge zu wagen, feiere Abwechslung und spontane Ideen. Als ich meinen Mann kennenlernte, dachten wir deshalb, wir seien in den meisten Dingen grundverschieden. Das war nicht schlimm, da sich Gegensätze ja bekanntlich anziehen. Doch in den letzten Jahren hat sich immer mehr herausgestellt, dass wir so verschieden eigentlich gar nicht sind und dass für uns wohl doch eher das Sprichwort „Gleich und Gleich gesellt sich gern“ gilt.

Wenn du darüber nachdenkst, wer du ohne die Essstörung sein würdest, geht es nicht darum, dass du auf einmal entdeckst, dass du jemand ganz anderes bist, als du immer geglaubt hast. Aber ich möchte dich ermutigen, die Reise hin zu der Person, als die Gott dich geschaffen hat, zu wagen; denn sie bedeutet nicht nur eine Herausforderung, sondern kann auch ein überraschend schönes Abenteuer werden.

Ich glaube von ganzem Herzen, dass Gott dich absolut phänomenal geschaffen hat. Ich glaube, dass er großartige Pläne für dich und dein Leben hat. Aber aus eigener Erfahrung weiß ich, dass diese Worte sich total leer und unglaubwürdig und vor allem ganz weit weg anfühlen können. Vielleicht regt sich aber auch etwas in dir, wenn du diese Zeilen liest. Vielleicht spürst du doch ein Fünkchen Hoffnung, dass da etwas dran sein könnte.

Vielleicht schaffst du es, dir nur mal ganz kurz vorzustellen, dass es vielleicht doch möglich ist, dass es da noch mehr gibt und dass du tatsächlich mehr bist als die Essstörung.

Loslassen braucht Zeit.

Lass diesen einen Moment zu, in dem du dich traust, dir vorzustellen, dass doch etwas bleiben würde, wenn die Essstörung nicht mehr da wäre. Auch wenn diese Hoffnung nur für einen kurzen Augenblick anhält. Lass sie zu. Das ist ein wertvoller Schritt. Lass es zu, wenn diese hoffnungsvollen Momente mehr werden, und gestatte dir, nur mal in deiner Vorstellung einen Schritt weiterzugehen: Worüber würdest du dich am meisten freuen, wenn die Essstörung der Vergangenheit angehören würde? Es müsste nicht gleich alles essgestörte Verhalten vorbei sein; aber was wäre in deiner Vorstellung ein möglicher Anfang? Wenn bei dieser Gedankenreise Ängste aufkommen, lass sie zu. Nimm sie wahr. Akzeptiere sie und versuche, ruhig zu bleiben. Gib dir die Zeit, dich erst mal nur gedanklich mit der Vorstellung anzufreunden, dass auch ein Leben ohne die Essstörung lebenswert sein könnte.

Entdecke dein neues altes Ich.

Was sind Eigenschaften, die du an dir oder an deinem „alten" Ich gernhattest? Kannst du dir diese positiven Eigenschaften immer noch zusprechen? Auch wenn es dir schwerfällt, versuche mal, fünf Dinge aufzuschreiben, die du an dir magst. Oder überlege, was die Menschen, die dir am nächsten stehen, an dir schätzen. Kannst du annehmen, was sie über dich sagen? Was würde es bedeuten, wenn sie recht haben? Suche die Eigenschaft heraus, die du am ehesten annehmen kannst. Und dann probiere mal, dir zwei Wochen lang jeden Tag diese Eigenschaft zuzusprechen. Es geht darum, dich selbst daran zu erinnern, dass du mehr bist als die Essstörung. Denn das bist du.

Du bist mehr als die Essstörung.

Du bist ein Meisterwerk Gottes. Ich weiß aus eigener Erfahrung, dass es nicht leicht ist, die Essstörung einfach so hinter sich zu lassen. Sonst würden wir wohl auch dieses Buch nicht schreiben. Aber ich weiß auch, dass es sich lohnt, wieder und ganz neu zu entdecken, wer du ohne die Essstörung bist. Geh einen Schritt nach dem anderen. Versuche, eine Lüge nach der anderen abzuschütteln, die dir die Essstörung übergestülpt hat. Es kann gut sein, dass du oft zwei Schritte vor und wieder einen zurückgehen wirst. Das ist okay und absolut normal.

Auch wenn ich von mir sagen kann, dass ich seit über sechs Jahren frei von der Essstörung bin, merke ich heute noch, wie sich hin und wieder Gedanken von früher einschleichen. Zum Beispiel verurteile ich mich manchmal wieder dafür, dass ich den ganzen Tag nicht spazieren gegangen bin und auch noch sehr ungesund gegessen habe. Schneller, als ich gucken kann, nehmen diese Gedanken mehr und mehr Raum in mir ein. Nach ein paar Tagen merke ich dann, wie ich einfach nur noch an mir rummeckere und komplett unzufrieden mit mir bin. Irgendwann wird mir klar: Ich bin mit meinen Gedanken wieder mal falsch abgebogen. Es ist dann, wie es in Galater 5,9 steht: Das bisschen Sauerteig, diese eine Lüge, die ich in mein Herz gelassen habe, hat alles durchsäuert.

Geh nicht allein.

In solchen Momenten bin ich so dankbar, dass ich Menschen habe, die mir helfen zu erkennen, was Wahrheit und was Lüge ist. Dann darf ich mich wieder entschieden gegen die Lügengedanken stellen und mich daran erinnern, wer ich wirklich in Jesus bin. Diesen Personen habe ich ganz bewusst die Erlaubnis gegeben und sie auch darum gebeten, mich auf dem Weg zu mehr Freiheit zu begleiten. Bei mir sind das mein Mann und eine gute Freundin.

Hol auch du dir auf deiner Reise zu der Person, die du wirklich bist, Menschen mit ins Boot. Menschen, von denen du weißt, dass sie 100 % für dich sind und dir deshalb auch in Liebe die Wahrheit sagen; die dich aber auch daran erinnern, wer du in Gottes Augen und in ihren Augen bist, wenn du es selbst gerade nicht sehen kannst.

Jetzt erst recht!

Ich habe mal den Satz aufgeschnappt: „Deine Vergangenheit hat beeinflusst, wie deine Gegenwart aussieht, sie muss aber nicht beeinflussen, wie deine Zukunft aussehen wird." So cool dieser Satz auch klingen mag, so schwer kann es sein, entsprechend zu leben. Was meine ich damit? Sicherlich wirst du immer Gründe aus deiner Vergangenheit finden, warum du so bist, wie du bist. Du wirst Gründe finden, warum du einfach nicht in der Lage bist, dich Herausforderungen zu stellen. Du wirst auch Gründe finden, warum du diese eine schädliche Verhaltensweise nicht hinter dir lassen kannst. Du wirst auch genügend Gründe finden, warum deine Träume sowieso nie Realität werden, denn dafür muss man ja nur einen Blick in deine Vergangenheit werfen.

Ich kenne dieses Argumentationsmuster nur zu gut. Manchmal, wenn ich auf Dinge keine Lust habe, bringe ich meine Vergangenheit (mehr oder weniger bewusst) als Begründung vor. Das zuzugeben, fällt mir nicht leicht. In vielen Beiträgen dieses Buches wird auch deutlich, wie wichtig es ist, auf die Gründe hinter unserer Essstörung und den Lügen, die wir glauben, zu schauen. Und doch gibt es irgendwann den Moment, wo es entscheidend ist, die Vergangenheit Vergangenheit sein zu lassen. Und zwar nicht, weil sie egal ist, sondern weil sie uns in der Vergangenheit festhält. Es ist, als würde man nach hinten blicken und trotzdem versuchen vorwärtszugehen.

Ich bin davon überzeugt, dass du selbst den Zeitpunkt erkennen wirst, an dem es Zeit ist, loszulassen, dich umzudrehen, dem, was war, den Rücken zu kehren und auf das zu blicken, was vor dir liegt. Das wird sich zu Beginn wahrscheinlich so anfühlen, als würdest du aufs Wasser gehen. Kennst du die Stelle in der Bibel, in der Jesus auf dem Wasser geht und Petrus zu ihm kommen will (Matthäus 14,29-31)? Wir lernen hier, dass es so lange funktioniert, auf dem Wasser zu gehen, wie wir den Blick auf Jesus gerichtet halten. Genauso sehen wir aber auch, dass es nicht leicht ist, den Blick von all den Unsicherheiten um uns herum (in dem Fall den hohen Wellen) abzuwenden und nach vorne auf Jesus zu schauen. Doch wenn wir auf Jesus blicken, merken wir auch, dass es geht und dass wir trotz all der Unsicherheiten gehalten sind.

Die Essstörung loszulassen, hat sich für mich oft so angefühlt, als würde ich auf dem Wasser gehen. Sei also nicht verunsichert, wenn sich dein erster Schritt in Richtung eines Lebens ohne Essstörung ebenso unsicher und wackelig anfühlt. Geh weiter und denk immer daran: Loslassen, was dich festhält, ist einfacher mit Blick auf den, der dich wirklich halten kann.

Ilka

DU DARFST WIEDER TRÄUMEN

Eine Sache, die Rebekka und mich verbindet, ist, dass wir uns gerne Sprachnachrichten hin- und herschicken. Von wenigen Sekunden bis Podcastlänge ist alles dabei. Tiefgründige Gedanken sind genauso willkommen wie Blabla, Blödsinn oder Alltägliches. Kein Wunder, dass diese Sprachnachrichten auch viele Ideen und Gedanken geformt haben, die sich nun in diesem Buch wiederfinden.

Noch ganz zu Beginn unserer Planung schickte mir Rebekka eine Nachricht mit ihren Überlegungen zu unserer Book-Release-Party. Während ich ihren Ausschmückungen lauschte, musste ich amüsiert lächeln. Irgendwann meinte sie: „Eigentlich doch total bescheuert, jetzt schon so eine Party zu planen. Schließlich haben wir ja noch nicht mal wirklich angefangen zu schreiben ..."

Kennst du das? Dir kommt eine Idee in den Kopf, die dich begeistert, die dich motiviert, die dich glücklich macht. Doch dann holt dich schnell der Gedanke ein, dass du sowieso niemals dort ankommen wirst und es deshalb lieber gleich lassen solltest, weiterzuträumen. Wozu riskieren, enttäuscht zu werden?

Ich kenne diesen Gedanken sehr gut. Während ich noch mitten in der Essstörung steckte, traute ich mich nicht zu träumen. Und irgendwann hatte ich vollkommen verlernt, wie das überhaupt ging: träumen.

Das machte sich schon in kleinen alltäglichen Situationen bemerkbar. Wenn mich zum Beispiel meine Eltern fragten, ob es irgendetwas gebe, worauf ich Lust hätte, kam mir gar nichts in den Sinn. Ich versuchte, mir coole Dinge wie einen Besuch im Freizeitpark oder im Kino vorzustellen, aber es ging nicht. Nichts regte sich in mir. Es schien nichts mehr zu geben, worauf ich mich freuen konnte. Nichts, was mich zufriedenstellen oder motivieren konnte. Die Essstörung hatte mein komplettes Leben eingenommen und damit auch meine Träume. Alle meine Gedanken drehten sich nur noch ums Essen oder Nichtessen. Ich war nicht mehr in der Lage, an etwas anderes zu denken.

Auch ein paar Jahre später, nachdem mich Gott von den Symptomen meiner Essstörung frei gemacht hatte, fiel mir das Träumen noch schwer. Immer wieder fragten mich Freunde, was meine Träume seien oder wo ich mich in den nächsten fünf Jahren sehen würde. Solche Fragen lösten in mir ein ungutes Gefühl aus. Dieses schreckliche Gefühl, zu versuchen, nach vorne zu blicken und Großes vom Leben zu erwarten, aber nicht fündig zu werden. Ich konnte dieses Großartige einfach nicht sehen. Ich musste erst wieder ganz neu lernen, was es bedeutet zu träumen.

In der Bibel lesen wir immer wieder, wie wichtig Visionen sind, also der Blick nach vorne, der Blick in die Zukunft. Dabei handelt es sich oft um Visionen, die Propheten an Gottes Volk weitergaben, um es auf den rechten Weg zurückzubringen oder zu ermutigen. Ich möchte nicht behaupten, dass jeder Traum eine von Gott gegebene Vision ist. Aber ich glaube, dass Gott uns durchaus durch Träume oder „Herzenswünsche“, wie ich sie auch gerne nenne, leiten möchte.

In den letzten Jahren wurde mein Bild, das ich von Gott hatte, immer wieder korrigiert. Vor allem erfuhr ich dabei immer wieder, dass seine Gnade und seine Liebe so viel tiefer gehen, als ich es je erahnt hätte. Ich habe einen Gott kennengelernt, der sich freut, wenn es mir gut geht, wenn ich ausgeruht bin, wenn ich mich von ihm umarmen lasse. Außerdem habe ich einen Gott kennenlernen dürfen, der mir immer MEHR geben möchte, als ich mir erträumen könnte. MEHR Freiheit. MEHR Freude. MEHR Träume.

Vor ein paar Jahren berührte Gott mein Herz mit folgendem Vers ganz tief: „Und ich werde euch die Jahre zurückerstatten, welche die Heuschrecke, der Fresser, der Verwüster und der Nager verzehrt haben — mein großes Kriegsheer, das ich gegen euch gesandt habe" (Joel 2,25; SLT). Gott richtet sich hier an sein Volk. Das Volk, das ihm den Rücken gekehrt, auf alle Gebote und Weisungen gepfiffen und sich ein „schönes" Leben fern von ihm aufgebaut hatte.

Als ich diesen Vers las, war es, als würde Gott sagen: „Ilka, genau das, was du hier liest, gilt auch für dich. Ja, du hast mir den Rücken gekehrt und dich von mir abgewandt. Aber nun bist du zu mir zurückgekehrt. Du bist wieder bei mir, und das ist es, was zählt. Ich bin so froh, dass du wieder bei mir bist. Ich möchte dich nicht für die Zeit deiner Abwesenheit bestrafen. Nein, ich möchte, dass du ein Leben voller Segen führst. Ich werde dir die Jahre, die deine Essstörung dir genommen hat, zurückerstatten. Ich habe dich nicht nur geheilt und damit meinen Job erledigt. Ich habe dich geheilt, weil ich dich so unbeschreiblich liebe, und jetzt möchte ich dir das Leben zeigen, das mit mir möglich ist. Ein Leben ohne jeden Mangel. Ein Leben in Fülle."

Diese Zusage beschreibt genau das, was ich in den letzten Jahren erleben durfte. Gott hat mir die verlorenen Jahre zurückgegeben. Ich bin absolut gesegnet. Niemals hätte ich gedacht, einen so treuen und einzigartigen Ehemann zu finden. Keiner hätte erwartet, dass ich jemals schwanger werden könnte und dass ich heute einen Verein leiten darf, dessen Mission es ist, Menschen in Freiheit zu begleiten. All das ist pure Gnade und eben überschwänglicher Segen.

Und nebenbei bin ich zu einer großen Träumerin geworden. Deshalb lautete meine Antwort auf Rebekkas Sprachnachricht auch: „Nein, es ist nicht zu früh zu träumen. Ich habe lange genug nicht geträumt. Lass uns darüber reden und groß träumen."

Natürlich bin ich dankbar, diese Geschichte erzählen zu dürfen. Aber es geht mir mit diesen Worten nicht darum zu teilen, wie gut es mir geht. Auch kann ich dir nicht versprechen, dass dein Weg genauso aussehen wird wie meiner. In Jesaja 55,9 heißt es: „Denn wie der Himmel die Erde überragt, so sind auch meine Wege viel höher als eure Wege und meine Gedanken als eure Gedanken."

Gottes Wege sind unergründlich. Uns ist nicht garantiert, dass wir seine Wege immer verstehen – zumindest nicht hier auf

Erden. Doch genauso gilt: Gott ist gut. Für Gott ist das Unmögliche möglich. Er kann vollkommene Wiederherstellung schenken, auch nach Jahren der Hoffnungslosigkeit und Verzweiflung. Und genau daran dürfen uns die Worte aus Jesaja erinnern. Auch wenn wir ihn nicht immer verstehen, ist er noch gut und allmächtig und in der Lage, von heute auf morgen deine Geschichte ganz neu zu schreiben.

Ilka

DEN LAUF LAUFEN, OHNE AUFZUGEBEN

Wer bei der US-amerikanischen Marine eine Ausbildung bei den „Navy Seals" machen will, durchläuft ein hartes Training. Nur die sportlichsten und standfestesten Kandidaten dürfen an diesem speziellen Programm teilnehmen. Das Training bringt die Männer an ihre körperlichen und geistigen Grenzen – und darüber hinaus.

Während der ersten Phase durchlaufen sie die sogenannte „Höllenwoche". Die Umstände, unter denen die Navy-Seals-Anwärter ihre Aufgaben bewältigen müssen, sind unvorstellbar hart und teilweise sogar erniedrigend, weshalb die Ausbildung auch so umstritten ist. Am Ende dieser ersten Phase bleibt nur noch jeder dritte Kandidat übrig. Während der ganzen Zeit hängt auf dem Gelände für alle sichtbar eine Messingglocke. Wer das Gefühl hat, nicht mehr durchhalten und weitermachen zu können, kann die Prozedur beenden, indem er die Glocke läutet.

Auch in vielen Krankenhäusern befinden sich Glocken in Fluren von Krebsstationen. Dort läuten Patienten die Glocke, wenn ihre Krebstherapie beendet ist. Im Internet gibt es berührende Videos, in denen Menschen, noch schwach und von ihrem langen Leidensweg gezeichnet, diese Glocke läuten. Wie viele Emotionen nach all den Prozeduren und Schmerzen sich in diesem Moment auf ihren Gesichtern spiegeln, ist der Wahnsinn. Wie lange müssen sie auf diesen Augenblick gewartet haben, nicht sicher, dass sie ihn überhaupt erreichen würden?

Der Gedanke, jederzeit eine Glocke läuten zu können, um eine Situation zu beenden, klingt verlockend, oder? Wie oft würden wir im Leben gern so eine Glocke schlagen! Wenn wir keine Kraft mehr haben und denken, dass wir den Weg unmöglich weitergehen können, wenn uns die Herausforderungen und Kämpfe des Lebens zu schwer erscheinen, wo ist der Ausstieg?

Der Weg unseres Lebens ist immer individuell und jeder von uns läuft seinen ganz eigenen Lauf. Und eigentlich wissen wir das auch. Aber trotzdem vergleichen wir uns unterwegs oft mit anderen. Meine Freunde scheinen schlechte Angewohnheiten viel schneller loszuwerden als ich. Der Arbeitskollege wird vor mir befördert – habe ich nicht genug Engagement gezeigt? Die eine Frau, die in der Gemeinde fünf Aufgaben gleichzeitig jonglieren kann, nebenher noch Job und Haushalt meistert und von jedem für ihre leidenschaftliche und herzliche Art gemocht wird – warum kann ich nicht mehr so sein wie sie? Dann könnte ich mich mehr einbringen und würde genauso viel Anerkennung bekommen.

Und dann sind da noch die Vergleiche, die andere ziehen. „Ich wünschte, du wärest mehr wie deine Schwester. Die hilft mir immer und außerdem ist sie so hübsch und schlank." Oder: „Wenn du so diszipliniert wie deine Freundin Eva wärst, dann hättest du auch mehr Erfolg bei den Männern. So wie du aussiehst, ist es ja völlig logisch, dass dich keiner attraktiv findet. Du musst mal ein bisschen mehr Sport machen und deine Haare schneiden lassen. Von nichts kommt halt auch nichts."

Es ist so normal geworden, dass wir uns mit anderen vergleichen oder mit ihnen verglichen werden, dass es uns im Alltag oft gar nicht mehr auffällt. Und da unsere Gesellschaft fordert, dass wir uns immer mehr selbst optimieren, ist es schwer, aus diesem Hamsterrad auszusteigen. Denn oberflächlich betrachtet ergibt das ja auch Sinn. Was ist denn so schlecht daran, erfolgreicher und hübscher, sportlicher oder besser zu werden? Es geht ja gar nicht darum, andere zu übertrumpfen, wir wollen uns nur wohler mit uns fühlen. Und wenn es dafür die drei Kilo weniger braucht oder noch einen Tag mehr in der Woche, an dem wir Sport machen, dann müssen wir das eben in Kauf nehmen.

Die Gefahr dieses Vergleichens ist allerdings, dass wir bitter und frustriert werden. Vor allem aber verlieren wir den Fokus und lassen uns vom Blick nach links oder rechts ablenken. Du bist nicht geschaffen, um zu sein wie die Person, die drei Bahnen weiter links läuft. Die gibt es nämlich schon. In der Bibel steht, dass Gott jeden Menschen wunderbar und einzigartig gemacht hat (Psalm 139). Er hat uns nicht gemacht, damit fünfzig von uns wie Erna Müller aus Neustadt werden und die nächsten hundert wie Hans Schmidt aus München. Wie langweilig wäre das?! (Wenn du Erna Müller oder Hans Schmidt heißt, dann entschuldige ich mich an dieser Stelle: Du bist toll und einzigartig, und eben deshalb soll es ja auch nicht fünfzig von dir geben!)

Wenn wir uns das bewusst machen, merken wir, dass wir kostbare Zeit und Kraft verschwenden, wenn wir uns damit abstrampeln, jemand zu sein, der wir gar nicht sind. Im Gegenteil: Der Lauf, den wir laufen, den können nur wir ganz persönlich gehen.

Der Verfasser des Hebräerbriefes nutzt dieses Beispiel in Kapitel 12. Er spricht davon, dass es immer wieder Dinge gibt, die uns hindern, den Wettkampf zu vollenden, den wir begonnen haben. Das können Ablenkungen sein – vielleicht verlaufen wir uns unterwegs, weil wir das Ziel aus den Augen verloren haben. Oder wir vergessen, unseren eigenen Lauf zu laufen, weil wir so sein wollen wie der, der auf der Bahn neben uns läuft. Und während wir versuchen, sein Tempo zu gehen und seine Kämpfe zu kämpfen, übersehen wir unsere eigenen Herausforderungen und Aufgaben. Und manchmal bleiben wir vielleicht auch für eine Weile stehen. Weil wir müde geworden sind und keine Kraft mehr haben, um weiterzugehen.

Auf meinem Genesungsweg gab es immer wieder Momente, in denen ich mich fragte, warum ich noch weiterkämpfe. Dann, wenn ich nicht mehr wusste, ob sich das alles überhaupt lohnt und ich je am Ziel ankommen werde, überwältigten mich Müdigkeit und Frustration so sehr, dass ich mich fragte, wo in meinem Leben diese Glocke ist, die ich schlagen kann, um zu sagen: „Ich bin raus. Ich kann nicht mehr."

Es gibt Zeiten im Leben, in denen Pausen absolut nötig und wichtig sind, um neue Kraft zu sammeln und die nächste Etappe laufen zu können. Dann gilt es, weise zu sein und zu entscheiden, was es gerade braucht. Wir dürfen ausruhen! Wir dürfen Pause machen! Dann gibt es aber auch die Momente, in denen wir gern inmitten der Scherben unseres Lebens stehen bleiben würden. Ich verstehe das so gut! Denn Scherbenhaufen machen es schwer zu laufen. Aber: Sie machen es auch schwer stehen zu bleiben. Wenn ich weiß, dass es in dieser Phase meines Lebens wichtig ist, weiterzugehen und beständig einen Schritt vor den anderen zu setzen – wie klein der Schritt auch sein mag –, dann bringt mich stehen bleiben nicht weiter. Dann braucht es die Entscheidung weiterzugehen, manchmal auch mehrmals.

Diese Momente habe ich immer wieder. Wenn der Brechdruck auftaucht und ich merke, wie müde ich bin, immer wieder gesunde Entscheidungen zu treffen, um diese alte Überlebensstrategie „Erbrechen“ nicht mehr zu nutzen, dann weiß ich, dass ich weitergehen muss. Weil stehen bleiben oder zurückfallen mich nicht weiterbringen. Im Gegenteil – es würde dazu führen, dass ich mich wieder mehr darin verstricke und es nur schwerer wird, aus dem Kreislauf rauszukommen.

Manchmal hilft es mir in diesen Situationen zurückzuschauen und zu sehen, welche Schritte ich schon geschafft habe. Und dass, auch wenn es sich nicht immer so anfühlt, ich schon weiter als noch vor einem Jahr oder fünf Jahren bin. Auch hier hilft mir Vergleichen mit den Geschichten von anderen Menschen nicht weiter. Mein Weg ist individuell, und deshalb versuche ich auch, meine eigenen Schritte herauszufinden und zu gehen, die für meinen ganz persönlichen Prozess wichtig sind.

Die Bibel beschreibt häufig Momente im Leben, in denen wir straucheln und fallen. Und dass Sünde, Ablenkungen und Vergleiche uns abhalten wollen weiterzugehen. In Hebräer 12 ist aber auch die Rede von der großen Wolke von Zeugen, die um uns ist: „Wir sind also von einer großen Schar von Zeugen umgeben, deren Leben uns zeigt, dass es durch den Glauben möglich ist, den uns aufgetragenen Kampf zu bestehen“ (Hebräer 12,1; NGÜ). Stell dir vor, du läufst den Lauf deines Lebens, und um dich sind Menschen, die diesen Lauf schon gelaufen sind. Sie haben ihre

Kämpfe bereits geschafft, sie haben ihr Ziel erreicht – sie feuern dich an und sind gleichzeitig dein Zeugnis. Sie sind der Beweis dafür, dass es möglich ist, den Lauf zu Ende zu laufen.

Deshalb:

Gib nicht auf, denn du bist nicht allein auf deinem Weg.

Es wird immer wieder Momente geben, in denen wir gern die Glocke läuten und die Situation damit beenden würden. Aber wir sind nicht allein in unserem Lauf. Wir gehen Schritte mit anderen Weggefährten. Manche bleiben unser Leben lang an unserer Seite, andere begleiten uns nur einen kurzen Teil der Strecke. Wir können uns gegenseitig ermutigen, anfeuern, an unsere Ziele erinnern, und wir können Hoffnung hochhalten, wenn die Person neben uns ihre Hoffnung verloren hat. Wir können füreinander glauben, dass Heilung möglich ist, selbst wenn wir es für unser Leben gerade nicht oder noch nicht sehen.

Wir dürfen die unzähligen Biografien aus der Bibel betrachten, die zeigen, dass trotz aller Kämpfe und Herausforderungen Heilung, Wiederherstellung oder Siege erreicht wurden – egal wie aussichtslos die Geschichte zwischendurch aussah. Und mit dieser Hoffnung, dass das auch für uns möglich ist, dürfen wir weiterlaufen.

Du musst nicht wie deine Schwester, Nachbarin, Freundin oder wie dein Arbeitskollege sein. Du darfst werden, wer du schon bist. Und dafür hat Gott alles, was du für deinen persönlichen Weg brauchst, längst in dich hineingelegt und dich mit deinen ganz eigenen, persönlichen Fähigkeiten, Stärken und Eigenschaften ausgestattet.

Gib nicht auf, denn Gott gibt dich auch nicht auf.

Gott steht zu seinem Wort, dass er dich liebt und dich sieht und gute Pläne für dich hat und dich nicht im Stich lässt: „Seid mutig und stark! Habt keine Angst und lasst euch nicht von ihnen einschüchtern! Denn der HERR, euer Gott, geht mit euch. Er hält immer zu euch und lässt euch nicht im Stich!" (5. Mose 31,6).

Ist es nicht beruhigend, dass sein Wirken nicht von der Größe unserer Hoffnung oder dem Maß unserer Kraft abhängig ist? Er bleibt derselbe, er verändert sich nicht, sondern ist immer gleich stark und zuverlässig.

„Ich bin ganz sicher, dass Gott sein gutes Werk, das er bei euch begonnen hat, zu Ende führen wird, bis zu dem Tag, an dem Jesus Christus kommt" (Philipper 1,6). Er ist noch nicht fertig mit dir und deiner Geschichte!

Gib nicht auf, denn du hast der Welt etwas zu geben.

Deine Geschichte und dein Zeugnis sind nicht nur für dein eigenes Leben da, sondern auch, weil du der Welt etwas zu geben hast. Das, was du zu erzählen hast, kann anderen Mut machen, selbst weiterzugehen und ebenfalls nicht aufzugeben. Du bist ein Segen für andere. Deine Freunde, dein Partner, deine Kinder, sie alle zählen auf dich. Was hinterlässt du denen, die nach dir kommen, weil du dich durch deine Baustellen gekämpft hast? Meine Freundin Jenni hat das so ausgedrückt: „Indem du weitermachst, pflasterst du den Weg, den andere nach dir gehen dürfen."

Der Lauf, den wir laufen, ist kein Sprint, sondern ein Marathon. Also braucht es Kraft, um auf dieser Langstrecke durchzuhalten. Gott lässt wachsen und stellt wieder her – in seinem Tempo. Er weiß, was er tut, selbst wenn wir denken, dass wir schon viel zu lange warten und längst bereit sind.

Am Ende wird es sich lohnen weiterzugehen. Und ja, wir haben nur begrenzte Kraft. Aber Gott hört in aller Schwäche und Hoffnungslosigkeit nicht auf, deine und meine Geschichte zu schreiben. Daran halte ich fest. Ich weiß nicht, ob unser Ziel dann so aussehen wird, wie wir uns das erhoffen, aber ich will daran festhalten, dass Gott ein Gott der Hoffnung ist und dass seine Möglichkeiten größer als unsere sind und er so viel mehr tun kann, als wir uns je vorstellen oder erhoffen könnten.

Und wenn ich zurückschaue, sehe ich die vielen kleinen und großen Schritte, die ich gegangen bin, sehe die Siege, die ich schon errungen habe. Und deshalb will ich glauben, dass das hier nicht das Ende ist. Und das ist es auch nicht für dich. Deine Geschichte ist noch nicht fertig.

Rebekka

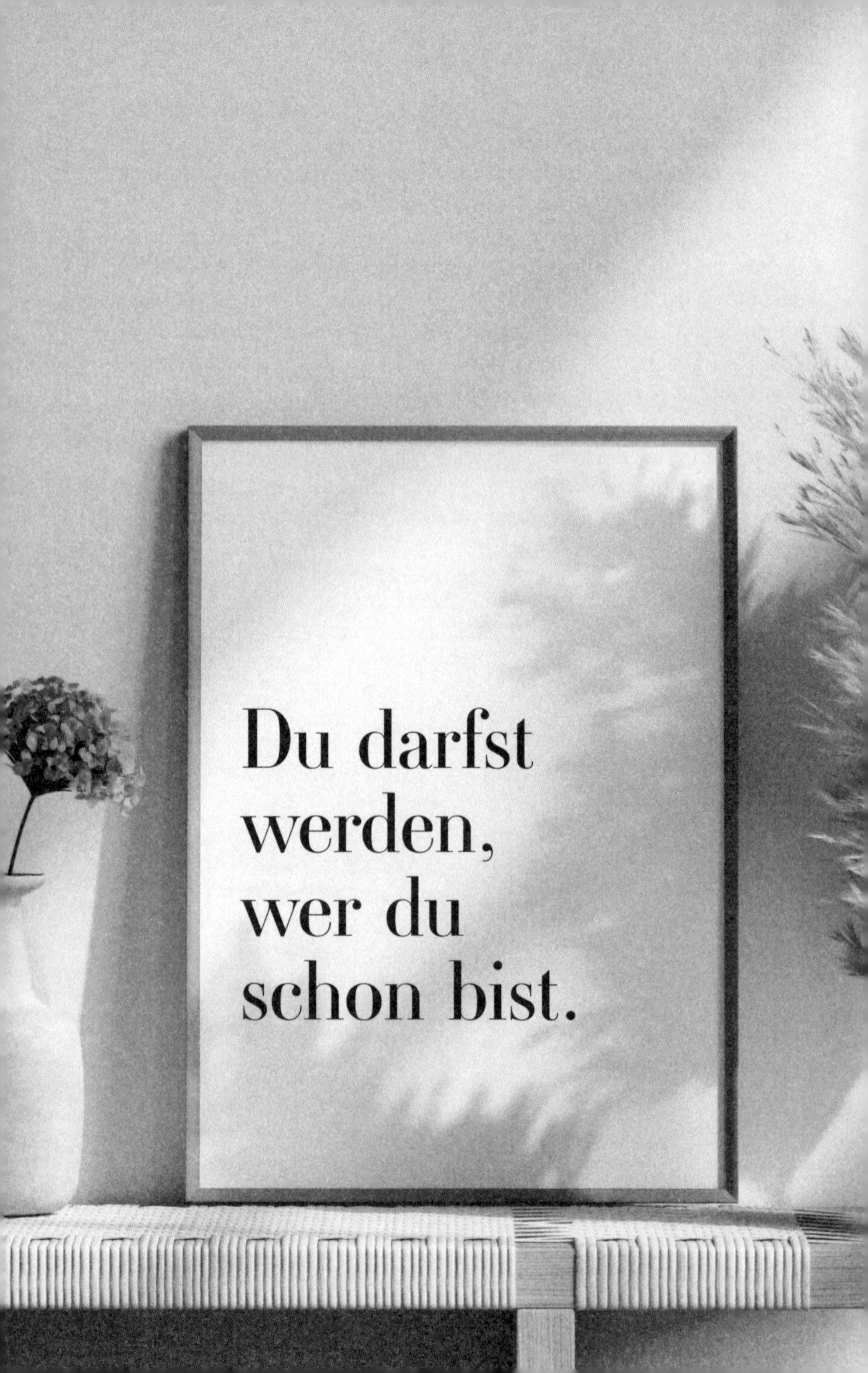
Du darfst
werden,
wer du
schon bist.

EINE PERSPEKTIVE DER HOFFNUNG

Ilkas Geschichte

Viele Jahre, ja ein ganzes Jahrzehnt habe ich mich gefragt, wie es wohl aussehen würde, wenn ich eines Tages meine Geschichte erzählen würde. Wie würde sie enden? Was würde passiert sein? Würde es ein Happy End geben oder würde ich von einem ewigen Kampf berichten?

Ich wusste es nicht. Was ich hingegen wusste, war, *dass* ich meine Geschichte erzählen würde. Schon früh hatte Gott mir diesen Gedanken aufs Herz gelegt. Dennoch hätte ich es niemals, wirklich niemals für möglich gehalten, die Geschichte so erzählen zu dürfen, wie ich es jetzt tue. Denn es ist eine Geschichte vollkommener Heilung und Wiederherstellung.

Ich habe erlebt, wie Gott eingegriffen und mein Leben um 180 Grad gedreht hat. Ich habe erlebt, wie ein Leben in kompletter Verzweiflung zu einem Leben voller Segen wurde. Wenn ich anderen meine Geschichte zum ersten Mal erzähle, fällt es ihnen oft schwer, sie zu glauben. So unvorstellbar ist es heute, dass das mein Leben war.

Mein Gebet ist, dass meine Geschichte mit Gott und mit meiner Essstörung dich ermutigt – da, wo du es gerade brauchst. Dich ermutigt, dich jemandem anzuvertrauen, ehrlich zu sein, dich Gott neu zuzuwenden und zu glauben, dass er sich wirklich Heilung und Freiheit für dich wünscht. Dich vielleicht aber auch einfach nur ermutigt, morgen noch mal aufzustehen, alle Kräfte zusammenzunehmen und weiter zu hoffen.

Weil man die Größe einer Geschichte immer nur nachvollziehen kann, wenn man auch den Anfang kennt, möchte ich dich mit hineinnehmen – dorthin, wo alles seinen Anfang nahm. Zu diesem einen Moment. Diesem Moment, den ich wohl nie vergessen werde.

Ich war drei Jahre alt. Normalerweise holte mich meine Mutter vom Kindergarten ab. Doch an diesem Tag warteten vor dem Kindergarten mein Vater und meine Oma auf mich. Meine kleine Kinderseele spürte sofort, dass etwas nicht stimmte. Und damit hatte sie recht. Auf dem Nachhauseweg erzählte mir mein Vater, dass es meiner Mutter nicht gut gehe und sie im Krankenhaus sei.

Ein befreundeter Psychiater erklärte mir und meinem kleinen Bruder später, dass meine Mutter eine Traurigkeitskrankheit habe und jetzt in einem Krankenhaus sei, damit es ihr bald wieder besser ginge. Bei der Traurigkeitskrankheit müsse man die ganze Zeit weinen und wisse nicht wirklich warum, erklärte er weiter.

Kaum ein Schmerz in meinem Leben war so schlimm wie dieser, als mein Herz versuchte zu begreifen, dass meine Mutter nicht mehr da war. Kilometerweit entfernt, in irgendeinem Krankenhaus. Wie konnte sie das tun, wie konnte sie mich alleinlassen, mich verlassen? Das war nicht fair. Wie hasste ich die Menschen, die mir diese Botschaft überbracht hatten! In den folgenden Jahren mussten sie sie mir mehrmals vermitteln. Und immer wieder war er da, dieser Schmerz, dieser Stich in meinem Herzen.

Ich gebe meiner Mutter keine Schuld für diesen Schmerz. Ich weiß und verstehe heute, dass sie nichts dafürkann, dass auch sie einen Schmerz in ihrem Herzen trug und ihre Seele reagierte, weil sie einfach nicht mehr konnte. Ich weiß, dass das Letzte, was ihr in den Sinn kommen würde, ist, jemanden, den sie liebt, zu verletzen. Und dennoch waren da immer wieder diese Momente, in denen die Depression sie aus meinem Leben riss. Für mehrere Wochen, Monate, gefühlt Jahre.

Dies waren die schmerzhaftesten Momente in meinem Leben. Momente, die nicht nur Kratzer, sondern tiefe Wunden in meinem Herzen hinterließen. Wunden mit Folgen.

Sieben Jahre später – ich war zehn Jahre alt und hatte gerade die Grundschule beendet – stand ein Umzug an. Doch wir zogen nicht einfach um die Ecke oder in ein kleines Häuschen ein paar Minuten außerhalb der Stadt – es ging nach Belgien! Wir ließen alles hinter uns: unser Wohnviertel, in dem ich alles kannte und mich wohlfühlte, und auch meine beste Freundin, deren Familie uns in den schweren Zeiten zu einer Art zweiten Familie geworden war. Ich war sehr aufgeregt. Doch vielleicht, so hoffte ich, würde jetzt nicht nur alles anders, sondern vor allem besser werden.

Das neue Schuljahr begann, und wir versuchten, uns in dem neuen Land einzuleben und uns an das neue Zuhause zu gewöhnen. Währenddessen schien in Deutschland in meinem alten Umfeld alles seinen Weg zu gehen, weiterzugehen, auch ohne mich. Das tat weh. Wieder einmal fühlte ich mich vergessen und verlassen. Dieser Schmerz, der so tief in meiner Seele verankert war, wurde wieder bestätigt. Heimweh überkam mich, ich verkroch mich und weinte viel.

Ein paar Wochen später fuhren wir als Familie auf eine Freizeit. Hier lernte ich eine neue Freundin kennen. Eine Freundin, die mich niemals im Stich lassen würde. Eine Freundin, die mir Halt und Sicherheit versprach und mir die Möglichkeit gab, jemand anders zu sein. Diese Freundin hieß Magersucht.

So begann ich mit elf Jahren, weniger zu essen, Mahlzeiten wegzulassen und mich ständig zu wiegen. Die Magersucht gab mir das Gefühl, endlich etwas zu haben, was nur ich kontrollieren konnte. Sie würde mich nicht einfach im Stich lassen. Das gab mir Halt und Trost. Und doch war es natürlich so, dass nicht ich, sondern die Sucht selbst die Kontrolle übernommen hatte. Aufgrund der Erkrankung meiner Mutter waren meine Eltern mit psychischen Problemen vertraut, und so erkannten sie relativ schnell, was mit mir los war. Nur wenige Monate später landete ich zum ersten Mal in der Kinder- und Jugendpsychiatrie.

Ich erinnere mich noch recht gut an meinen ersten Klinikaufenthalt. Ich wurde lange über eine Magensonde ernährt, hatte eingeschränkt Hofausgang und sonst viele Ruhezeiten. Meinen zwölften Geburtstag feierte ich in der Psychiatrie. Ich weiß noch, dass ich auf mein Bett mit den Geschenken gekotzt habe, weil mir so schlecht von diesem „Brei" war, den ich über die Sonde erhielt.

Nach ein paar Monaten in der Klinik kam ich schließlich wieder nach Hause, also nach Belgien. Ich war recht guter Dinge. Für einige Zeit verlief auch alles relativ „normal". Doch irgendwann schlichen sich wieder die altbekannten Muster ein, und es dauerte nur wenige Monate, bis ich erneut in die Kinder- und Jugendpsychiatrie kam. Der Aufenthalt lief ähnlich ab wie beim letzten Mal: Magensonde, Ausgangszeiten, Ruhezeiten, hier und da mal eine Therapiesitzung – an viel mehr erinnere ich mich nicht.

Mit der Zeit machte sich in mir der Gedanke breit, dass wir doch nur wieder zurück nach Köln ziehen müssten. Dann, wenn alles wieder beim Alten war, würde ich bestimmt ganz automatisch wieder gesund werden. Mit diesem Gedanken lag ich meinen Eltern lange in den Ohren. Und tatsächlich: Nach nur zweieinhalb Jahren in Belgien ging es für uns zurück nach Köln. Ich war mittlerweile dreizehn Jahre alt.

Doch als der Umzug anstand, wusste ich nicht, was mich in unserem neuen Zuhause erwarten würde. Meine Eltern und mein Bruder hatten die Wohnung ausgesucht, während ich in der Klinik gewesen war. Dennoch war ich weiterhin davon überzeugt, dass nun alles anders und ich endlich gesund werden würde. Zumindest redete ich mir das ein.

Was dann aber folgte, war die kritischste Zeit meines Lebens. Keinen Monat zurück in Köln, kam ich auf die Intensivstation, und Familie, Freunde und Ärzte bangten und kämpften um mein Leben. Vom extremen Hungern war mein Stoffwechsel so durcheinandergeraten, dass mein Körper nun nicht mehr in der Lage war, Nährstoffe aufzunehmen, was natürlich lebensgefährlich ist. Doch während ich dort lag, dachte ich nur: „Wie genial ist das denn? Endlich kann ich essen, ohne zuzunehmen!" Allein dieser Satz zeigt, wie viel Kontrolle diese Krankheit bereits über mich gewonnen hatte.

Wenn man den einen Monat auf der Intensivstation mitzählt, war ich danach etwa ein Jahr wieder in der Psychiatrie. Ein Jahr ohne jegliche Normalität, normale Schule oder Pubertät. Ich kann mich kaum an die Zeiten erinnern, in denen ich nicht in der Klinik war. Das liegt wahrscheinlich daran, dass diese nie besonders lang waren. Außerdem beanspruchte die Krankheit, ob in der Klinik oder zu Hause, sehr viel Raum in meinem Kopf.

Bei einem der folgenden Klinikaufenthalte, ich war fünfzehn, nahm mein Krankheitsverlauf eine Wendung. Eine Mitpatientin brachte mir bei, wie ich mein Essen wieder erbrechen konnte. Auf einmal eröffneten sich mir ganz neue Möglichkeiten. So lange hatte ich gehungert, doch nun konnte ich alles essen, ohne dick zu werden. Ganz ehrlich? Ich wäre so gerne davor bewahrt geblieben, in die Bulimie zu rutschen. Sie ist eine so grausame Krankheit, die vor allem Scham und Selbsthass in mein Leben gebracht hat. Dabei hatte ich mich doch einfach nur danach gesehnt, gesehen und geliebt zu werden!

Irgendwie stimmte der Satz, den ich immer wieder gehört habe: „Essgestörte wollen doch nur Aufmerksamkeit." Dennoch ist es mir wichtig zu sagen, dass sich eine Essstörung niemals so einfach erklären lässt. Und offensichtlich gibt es gewichtige Gründe, warum überhaupt Aufmerksamkeit eingefordert werden muss. Außerdem: Ist es nicht schrecklich, wenn es einem so mies geht, dass man keinen anderen Weg sieht, als einen Kampf gegen sich selbst zu starten, nur damit man endlich mit seinen Bedürfnissen gesehen wird?

Die Bulimie wurde meine neue „Freundin". Schnell hatte sie die komplette Kontrolle über meinen Alltag gewonnen. Der Schulalltag wurde zu einer großen Herausforderung, da meine Gedanken ständig ums Essen kreisten und ich mich deshalb kaum konzentrieren konnte. Manchmal, wenn ich es einfach nicht mehr aushielt, schwänzte ich deshalb sogar den Unterricht.

Unmengen an Essen in mich hineinzustopfen und danach alles wieder loszuwerden, symbolisierte das, wonach ich mich so sehr sehnte, was mir jedoch unmöglich erschien: mich all den Gefühlen, die ich nur selten bewusst benennen konnte, zu stellen und von diesem unerträglichen Druck, dieser Last, frei zu werden.

Leider hielt dieses Gefühl der Erleichterung immer nur kurz an. Ich schämte mich so sehr. Besonders schlimm waren für mich Büfetts, vor allem auf Gemeindefreizeiten. Meine Gemeinde wusste von meiner Krankheit, zumindest von der Magersucht. Mir war also klar: Ich werde beobachtet. Ich spürte die Blicke in meinem Nacken, als ich immer wieder zum Büfett schlich und irgendwann später die Toilette aufsuchte. Jeder schien es zu wissen, aber keiner sprach mich darauf an. Heute finde ich das erschreckend, damals sollte es mir nur recht sein. Beschämt war ich schließlich sowieso.

Über die ganzen Jahre hinweg war ich immer irgendwie mit Gott unterwegs. Ich leitete Kinderstunden, war in der Jugend und ließ mich mit fünfzehn Jahren taufen. Auch wenn ich es nicht recht erklären kann, war die Hoffnung, die mir mein Glaube gab, immer wieder eine treibende Kraft, eine Kraft weiterzumachen, weiter zu hoffen, weiter zu glauben, stark zu bleiben und durchzuhalten.

Doch irgendwann hatte ich keine Kraft mehr. Schließlich wurde nichts besser. Mehr denn je war ich in der Essstörung gefangen. Es war einfach schrecklich. Ich fühlte mich so allein und von Gott im Stich gelassen. Ich hatte nie aufgehört, an Gott zu glauben, aber mit siebzehn konnte ich nicht mehr und sagte zu Gott: „Ich weiß, dass es dich gibt. Aber wenn du so bist, kann ich auch genauso gut ohne dich leben. Wenn du noch Interesse an mir hast, holst du mich ja sowieso zurück. Aber ich bin jetzt erst mal weg."

Das waren keine leeren Worte. Ich machte ernst. Ich wandte mich von Jesus ab und der Welt zu – mit allem, was dazugehört: Partys, Alkohol, ungesunde Beziehungen, in denen ich Halt zu finden versuchte. Ich rutschte immer tiefer, meine Hoffnung wurde immer kleiner und der Kampf gegen mich selbst immer zerstörerischer.

Kein Jahr später merkte ich, wie sich in meinem Herzen wieder diese Sehnsucht breitmachte, mit Gott zu reden. Früher hatte ich immer beten können, wenn ich mich allein gefühlt hatte. Ohne Gott fühlte ich mich noch so viel einsamer, als ich es sowieso schon war. Langsam begann ich, wieder ab und an mit Gott zu reden. Ich besuchte die eine oder andere Gemeinde, aber die Predigten gelangten nie an mein Herz. Ich hatte eine Mauer um mein Herz gebaut. Eine Mauer aus Scham, denn schließlich war ich ja diejenige, die sündigte und einfach nicht aufhören konnte zu fressen. Dass das nicht die Wahrheit war, sondern eine riesengroße Lüge in meinem Kopf, bemerkte ich damals nicht. Außerdem hatte ich mich ja entschieden, Gott den Rücken zuzukehren.

Im September 2016 besuchte ich das erste Mal meine jetzige Heimatgemeinde. Ich kann nicht erklären, was der Auslöser war, aber an jenem Tag gab ich Jesus zum wiederholten Mal mein Leben. Es war, als würde ich an einer Klippe stehen. Ich hatte die Wahl: Entweder würde ich warten, bis all das hier, was sich Leben nennt, endlich vorbei war, oder ich wagte es noch einmal und setzte alles auf Jesus. Was hatte ich zu verlieren?

Gott sei Dank entschied ich mich für Zweiteres.

Von diesem Tag an versuchte ich, alles mitzunehmen, was ich kriegen konnte. Ich las jeden Tag in der Bibel, nicht weil mich jemand dazu zwang, sondern weil ich in Gottes Wort endlich wieder Halt und Geborgenheit fand. Ich beendete ungesunde Beziehungen und umgab mich mit Menschen, die Wahrheiten und Leben spendende Worte in mein Leben hineinsprachen. Die Bulimie war immer noch Bestandteil meines Alltags, und dennoch merkte ich, wie sich in meinem Herzen etwas veränderte. Es war, als würde es endlich wieder heller werden.

Es war um Weihnachten herum, als ich zu Gott sagte: „Wenn du mich mit der Bulimie gebrauchen willst, ist das okay." Ich hatte auf einmal einen Frieden in mir, der nicht abhängig war von irgendwelchen Umständen. Der Friede Gottes war in mein Herz zurückgekehrt (s. Johannes 14,27).

Silvester 2016/2017 stand bevor und ich betete dieses kleine Gebet in meinem Herzen: „Jesus, hilf mir hier raus." Ich glaube, es war das erste Mal, dass ich Jesus wirklich bat, mich von der Bulimie zu befreien. In den Jahren zuvor hatte ich mir an solchen Stichtagen lediglich immer selbst vorgenommen, am nächsten Tag alles anders zu machen, nicht mehr meiner Sucht nach Essen nachzugeben, mich zusammenzureißen. Aus eigener Kraft. Ich war der Meinung, dass ich mich selbst in diese ausweglose Situation hineinmanövriert hatte und somit auch die alleinige

Verantwortung trug, da wieder rauszukommen. Ich schämte mich so für meine Krankheit.

Rückblickend erkenne ich, dass ich in dieser Zeit auch von Gott ein falsches Bild hatte. Anstatt ihn als meinen Vater zu sehen, der mich bedingungslos liebt und das Beste für mich will, hielt ich ihm vor, dass er von mir erwartete, mit meinen Problemen alleine fertigzuwerden.

Mit meiner erneuten Entscheidung für Jesus gab ich Gott die Erlaubnis und die Chance, das Bild, das ich von ihm hatte, zu korrigieren und sich mir als mein gnädiger und liebender Vater zu offenbaren. Das führte dazu, dass ich schließlich wieder zu glauben begann, dass mein Papa im Himmel gut ist und sich ein lebenswertes Leben, ein Leben in Freiheit für mich wünscht. Gott hatte mir wieder eine Perspektive der Hoffnung gegeben. Und so traute ich mich, dieses leise Gebet in meinem Herzen zu sprechen, und war gespannt auf Gottes Antwort.

Der erste Tag im Jahr 2017 begann und die Hoffnung blieb. Ja, es war sogar mehr als das. Ich hatte auf einmal diese Gewissheit in mir, dass ich frei war. Und so war es: Von diesem Tag an gehörte die Bulimie der Vergangenheit an. Es war unglaublich und zugleich so real, so befreiend und wunderschön!

Heute hängt in meinem Schlafzimmer ein Foto, das so sehr für diese neu gewonnene Freiheit steht. Auf diesem Foto teilen sich mein damaliger Freund (und jetziger Ehemann) und ich ein Stück Schokolade und wir lachen dabei. Dieses Lachen berührt mich bis heute. Keine Worte können besser beschreiben, wie ich mich an diesem Tag gefühlt habe.

Dadurch, dass Gott mich von den Symptomen der Essstörung (dem maßlosen Essen, Erbrechen und Hungern) geheilt hat, hat er den Grundstein für eine tiefere Freiheit gelegt. So habe ich mich in den Wochen und Monaten darauf Lügen und Verhaltensmustern gestellt, die mich davon abhielten, wirkliche Freiheit zu erleben. Dabei war es für mich der größte Kampf, meinen Wert anzunehmen – unabhängig von bestimmten Personen, Dingen, die ich getan oder nicht getan hatte, und auch unabhängig von meinem Körper.

In diesen Prozessen war mein Mann (mittlerweile bin ich verheiratet) immer wieder ein direktes Sprachrohr Gottes. Wenn ich es selbst nicht konnte, war er es, der die Lügen, die ich über mich und mein Aussehen ausgesprochen hatte, als falsch entlarvte und mich mit der Wahrheit konfrontierte. „Ilka, du sagst jetzt: Ich bin geliebt. Du musst das jetzt sagen, denn das ist die Wahrheit." Diesen Moment, in dem mein Mann so entschlossen vor mir stand und mich mit der Wahrheit konfrontierte, werde ich wohl nie vergessen. Er ließ mir keine Wahl. Sein Anliegen war unmissverständlich. Rückblickend würde ich sogar sagen, dass Gott ihn ganz konkret beauftragt hatte, die Wahrheit kompromisslos wieder und wieder in mein Herz zu sprechen.

Es ist kein Zufall, dass meine Reise zu der Freiheit, zu der Gott mich befreit hat, so viel damit zu tun hatte, Lügen zu vernichten und Gottes Wahrheit anzunehmen und auszusprechen. Gottes Wort hat eine unvergleichliche Macht und bleibt nicht ohne Auswirkung (s. Jesaja 55,11). Das Wort Gottes ist ein Spiegel, der uns zeigt, wie Gott uns sieht. Und wenn das Spiegelbild, das wir zu sehen meinen, davon abweicht, ist es an der Zeit, die Wahrheit in unser Leben zu lassen.

HOW TO THERAPIE

Wie du professionelle Hilfe bekommen kannst

Wir hoffen, die Erfahrungsberichte und Impulse in diesem Buch ermutigen dich und bringen dich weiter. Vielleicht helfen sie dir, dir zum ersten Mal einzugestehen, dass du *mehr* Hilfe benötigst, als du bislang erfahren hast. Vielleicht wünschst du dir auch, dass dich auf dem Weg aus der Essstörung jemand fachlich begleitet, weißt aber nicht, wie das aussehen kann.

Weil wir wissen, wie herausfordernd es ist, die ersten Schritte zu gehen und herauszufinden, welcher Weg passend ist, wollen wir es dir an dieser Stelle so leicht wie möglich machen. Woher soll man auch wissen, was der Unterschied zwischen einem Psychotherapeuten und einem Psychiater ist und was es braucht, um einen Therapieplatz zu bekommen? Um das herauszufinden, haben wir mit einer Therapeutin gesprochen, die diese und andere Fragen für uns beantwortet.

Angelika Heinen ist eine Psychotherapeutin mit christlichem Hintergrund. Sie hat einige Jahre in einer Klinik gearbeitet. Mittlerweile ist sie als Therapeutin in einer Praxis tätig. Sie kennt die typischen Fragen und Hürden, denen sich Menschen mit einem Wunsch nach Hilfe bzw. Therapie gegenübersehen, und hat sie deshalb für uns zusammengetragen und beantwortet.

Mir geht es psychisch nicht gut, aber ich komme noch irgendwie klar und weiß nicht, ob ich wirklich eine Therapie brauche.

Wenn es dir psychisch nicht gut geht, ist das Grund genug, dich mal mit einem Therapeuten darüber zu unterhalten. Wenn du dann offen und ehrlich erzählst, was dich beschäftigt und womit du im Moment kämpfst, kann er einschätzen, ob eine Psychotherapie für dich das Richtige ist oder ob dir vielleicht auch schon mit ein paar Beratungsgesprächen oder Seelsorge geholfen werden kann.

Ich blicke im ganzen Dschungel von Begriffen (Psychologe, Psychiater, Psychotherapeut usw.) nicht durch. An wen muss ich mich denn überhaupt wenden?

Das ist tatsächlich etwas unübersichtlich, wenn man sich nicht auskennt. Grundsätzlich darf man sich nur „Psychotherapeut" nennen, wenn man nach einem Medizin- oder Psychologie-Studium eine mehrjährige intensive Psychotherapie-Ausbildung absolviert hat und nach einer staatlichen Prüfung die Approbation (also die Zulassung) erlangt hat. Je nach Studium trägt man dann die Bezeichnung „Ärztlicher Psychotherapeut" oder „Psychologischer Psychotherapeut". Inhaltlich macht das in der Behandlung keinen Unterschied.

Als approbierter Psychotherapeut ist man von den Krankenkassen grundsätzlich als Behandler zugelassen und darf mit ihnen abrechnen. Dies darf ein psychologischer Berater oder ein Heilpraktiker für Psychotherapie beispielsweise nicht, sodass man die Sitzungen dort privat bezahlen muss. Leider bekommt aber auch nicht jeder Psychotherapeut einen sogenannten „Kassensitz", weil es viel zu wenige Sitze gibt. Das führt dazu, dass viele gut ausgebildete Psychotherapeuten nur Privatpatienten oder Selbstzahler behandeln können.

Ein Psychiater hat Medizin studiert und ist Facharzt für Psychiatrie, was praktisch bedeutet, dass er neben kurzen Gesprächen auch Medikamente verschreiben darf.

Wenn du also regelmäßige und intensive psychotherapeutische Gespräche führen möchtest, die von deiner Krankenkasse bezahlt werden, dann halte Ausschau nach einem Psychologischen oder Ärztlichen Psychotherapeuten, der irgendwo den Vermerk „alle Kassen" oder „gesetzlich Versicherte" o. Ä. stehen hat.

Es gibt auch Bezeichnungen wie Verhaltenstherapie, Psychoanalyse etc. Was bedeutet das, und woher weiß ich, was für mich das Richtige ist?

Hierbei handelt es sich um unterschiedliche Therapieverfahren, also therapeutische Grundkonzepte, nach denen gearbeitet wird. In Deutschland sind aktuell vier sogenannte Richtlinienverfahren zugelassen und von den Krankenkassen anerkannt: Verhaltenstherapie, tiefenpsychologisch fundierte Therapie, Psychoanalyse und seit Kurzem auch die systemische Therapie. Sie unterscheiden sich in ihrem Verständnis von psychischen Störungen, in ihrer therapeutischen Herangehensweise und auch in der Anzahl und Häufigkeit der Sitzungen, die man bekommt. Darauf hier genauer einzugehen, würde den Rahmen sprengen, aber im Internet kannst du dich zu den verschiedenen Verfahren gut informieren (z.B. https://www.psychotherapiesuche.de/pid/therapie#verfahren).

Ich habe einen Psychotherapeuten gefunden, bei dem ich mich gerne anmelden würde. Brauche ich dafür eine Überweisung oder wie bekomme ich einen Termin?

Du brauchst keine Überweisung und kannst dich direkt an den Therapeuten wenden, um einen Termin für ein Erstgespräch zu vereinbaren. Für Kassenpatienten gibt es eine sogenannte „Psychotherapeutische Sprechstunde", also ein völlig unverbindliches und ergebnisoffenes Gespräch mit einem Psychotherapeuten, in dem du deine Probleme, Symptome oder Anliegen darstellst.

Der Psychotherapeut macht sich währenddessen ein Bild, ob es sich bei dem, was du schilderst, um eine psychische Störung handelt, ob du eine Behandlung benötigst und wie dir am besten geholfen werden kann. Er stellt je nachdem eine Diagnose und spricht eine Empfehlung aus, wie der nächste Schritt für dich aussehen könnte. Beides dokumentiert er auch auf einem Formular (PTV 11), von dem du ein Exemplar bekommst.

Es kann leider gut sein, dass er dir eine Psychotherapie empfiehlt, aber aktuell keinen freien Therapieplatz für dich hat. Lass dich davon nicht entmutigen und melde dich in der nächsten

Praxis. Dorthin kannst du das PTV 11 mitnehmen und zeigen, dass dein Bedarf an Therapie schon von jemand anderem bestätigt wurde.

Wenn mir jemand einen Therapieplatz anbieten kann, muss ich ihn dann annehmen und mich langfristig verpflichten, oder gibt es eine „Probezeit"?

Wenn du gesetzlich versichert bist, haben du und der Therapeut bis zu vier Probesitzungen Zeit (eine Therapiesitzung dauert übrigens immer 50 Minuten), um euch besser kennenzulernen, die Ziele für die Behandlung abzustecken und auszuloten, ob ihr miteinander arbeiten könnt und wollt. Privatversicherte haben sogar fünf Probesitzungen, dafür aber nicht die o. g. Sprechstunde.

Anders als z. B. in der Chirurgie ist in der Psychotherapie der Erfolg der Behandlung ganz entscheidend von der therapeutischen Beziehung abhängig. Es ist also wirklich wichtig, dass „die Chemie stimmt". Sollte das mal nicht so sein – und das kann durchaus passieren –, dann sprich an, was dich stört oder irritiert. Entweder kann dein Therapeut darauf eingehen, und ihr findet einen Weg, oder ihr entscheidet dann, doch wieder auseinanderzugehen. Manchmal passt es einfach nicht, und dann ist es überhaupt keine Schande, das zu äußern und dazu zu stehen.

Was muss ich machen, um eine Therapie zu beantragen?

Das ist ganz einfach: Wenn die Probesitzungen gut verlaufen sind und ihr euch für eine therapeutische Zusammenarbeit entschieden habt, stellt der Therapeut einen Antrag bei deiner Krankenkasse. Es gibt in der Verhaltenstherapie die Kurzzeittherapie (2 x 12 Sitzungen) und die Langzeittherapie (60 Sitzungen, max. 80). Für Privatpatienten und bei anderen Verfahren (s. o.) sieht das ein bisschen anders aus, aber für dich ist erst mal wichtig: Du musst bei all den Anträgen nicht viel mehr machen, als ein paar Unterschriften zu leisten und dich am Anfang einmal bei deinem Hausarzt vorzustellen, um einen Konsiliarbericht einzuholen. Die Hausärzte wissen, was damit gemeint ist, und schreiben meist in ein paar kurzen Stichworten, ob es von organischer Seite etwas Wichtiges zu beachten gibt, ob es körperliche Ursachen für deine Beschwerden gibt und wie sie deinen Gesundheitszustand beurteilen.

Was kann ich tun, wenn ich nach einiger Zeit merke, dass mir die Therapie nichts bringt oder ich mich unwohl fühle?

Meine Empfehlung: Bitte brich nicht vorschnell die Therapie ab. Nimm deinen Mut zusammen und sprich deinem Therapeuten gegenüber offen an, wie es dir geht oder womit du unzufrieden bist. Sei dabei so ehrlich wie möglich, damit dein Therapeut eine Chance hat, dich zu verstehen.

Es ist wichtig zu wissen: Therapie kann sehr anstrengend sein und auch manchmal richtig wehtun. Deshalb ist ein schlechtes Gefühl nicht unbedingt ein Zeichen dafür, dass etwas schiefläuft. Das kann dein Therapeut dann aber mit dir zusammen besprechen, und es bringt euch vielleicht sogar einen großen Schritt weiter, weil ihr etwas Wichtiges in deinem Denken und Fühlen erkannt habt.

Manches lässt sich aber auch nicht zurechtbiegen und dann darfst du auch die Behandlung beenden. Wenn es in irgendeiner Form zu einer Grenzüberschreitung oder einem schweren Vertrauensbruch kommt, dann setze eine Grenze und brich die Therapie ab. Du musst nichts aushalten, was dir schadet.

Mein Bild von Psychotherapie: Psychotherapie ist wie eine Bergwanderung und dein Therapeut ist dein Bergführer. *Du* gibst ihm am Anfang einen Auftrag und sagst, zu welchem Ziel du möchtest. *Er* plant den Weg dorthin und hat dabei immer im Blick, wie es dir geht und was du schaffen kannst.

Der Weg ist manchmal leicht und schön, manchmal auch steinig und steil. Aber behalte immer dein Ziel im Blick, mach dir bewusst, warum du dorthin möchtest und wofür die Anstrengung sich lohnt. Und was immer dich beschäftigt, plagt oder dich zweifeln lässt – sprich mit deinem Bergführer darüber. Er ist an deiner Seite!

Ich wünsche dir eine gesegnete Tour und ein gutes Ankommen auf dem Gipfel!

Angelika Heinen

PS: Übrigens: Eine erste Anlaufstelle, um dir professionelle Hilfe zu suchen, könnte auch dein Hausarzt sein. Gerade dann, wenn es dir erschlagend vorkommt, eine Liste von möglichen Therapeuten zu kontaktieren, oder wenn du merkst, dass sie lange Wartezeiten haben. Dein Hausarzt kennt vermutlich deine Krankheitsgeschichte, kann dir weitere Anlaufstellen oder Kontakte nennen und hat vielleicht noch alternative Ideen.

Du kannst auch im Internet nach Beratungsstellen in deiner Umgebung suchen. Gerade wenn die Therapeuten in deinem Umfeld lange Wartezeiten haben oder du das erst einmal ohne einen Antrag bei der Krankenkasse laufen lassen möchtest, haben Beratungsstellen meist gute Angebote.

WAS, WENN

Manchmal weiß ich nicht, ob sich dieser Kampf überhaupt lohnt,
denn wer sagt denn, dass klar ist, dass es besser wird?
Wer sagt denn, dass irgendwann tatsächlich Heilung passiert?

Wenn die Angst über mir zusammenbricht
und nirgends scheint noch Land in Sicht,
dann brauch ich einen Anker, eine Sicherheit.
Wenn ich im Dunkel nicht mehr weiterseh,
wächst neue Sehnsucht nach Schutz.
Schutz, der mich hält, mir Kraft verleiht.
Sicherheit.

Wenn alles, was ich denke, so wahr erscheint
und alles, was ich im Spiegel sehe, so real zu sein scheint,
dann sehe ich nichts.
Außer den Nebel.
Nebel, der mich verwirrt.
Der mir sagt, dass dieser Weg hier gar nicht in die Freiheit führt,
weil es sich weiter so anfühlt, als wenn sich alles verliert
und im Dunkeln nur stärker verirrt.
Nebel.
Weiß nicht mehr, wohin ich geh,
und auch nicht, ob ich hier richtig bin.
Wer sagt denn, dass das alles nicht nur ein Trugschluss ist?
Eine Hoffnung, die sich am Ende vielleicht als Illusion entpuppt?

Doch wenn ich daran festhalte, dass es wahr ist,
dass ich richtig unterwegs bin,
dann sag mir bitte jemand Bescheid, wenn ich angekommen bin.
Denn die Freiheit, von der wir reden, die kenne ich noch nicht.
Sehe höchstens das Licht,
aber nicht das Ende.
Woher also soll ich wissen, wenn ich am Ziel angekommen bin,
nicht weiterkämpfen muss?
Dass ich lange genug durchgehalten habe, ganz bis zum Schluss,
und nun den Sieg feiern kann.
Freiheit schmecken,
Neues entdecken,
über die Schulter zurückblicken
und nichts fühlen außer Dankbarkeit.
Neue Leichtigkeit.
Weil ich den ganzen Weg gegangen bin, ohne Abkürzung,
vielleicht mit ein paar Pausen, mit Zweifeln an jeder Kreuzung,
und dann doch weitergelaufen bin.
Immer weiter, zum Ende, zum Ziel hin.
Den Weg, den einer für mich schon bereitet hat.
Weil er sein Leben gab
und für all das hier starb,
damit ich lebe.
Ich. Darf. Leben.
Ich kann ihm hinterhergehen und Hoffnung hochheben.
Bin befreit.
Jetzt, wo die Fesseln abfallen, bin ich endlich bereit,
neues Land zu betreten.
Einzunehmen, was ER längst für mich vorbereitet hat.
Was er schuf und so detailliert plante,
darf ich nehmen,
um mit dem, was ich bin, mit dem, was ich kann,
ihm die Ehre zu geben.
Raustreten aus den Zweifeln, der Angst und den Lügen,
die so lange meine Begleitung waren.
Und manchmal noch sind.

Denn was, wenn sich das hier alles nicht lohnt?
Was, wenn nicht klar ist, dass es wirklich besser wird?
Was, wenn vielleicht doch keine Heilung passiert?

Dann will ich trotzdem an Wahrheiten festhalten,
sie hochhalten und erwarten, dass sie Realität werden.
Weil alles andere keine Option, keine Alternative mehr ist.
Weil da noch mehr sein muss als die Lügen,
die Zweifel, die Angst und die Dunkelheit
und weil ich ein Leben führen will, das maximal befreit
und lebendig ist.
Nicht krank, nicht zerstört, sondern wiederhergestellt.
Ohne den Schmerz. Ohne die Folgen. Ohne Konsequenzen.
Ohne all die Regeln, die Lügen, die mir selbst auferlegten
Grenzen.
Ich. Bin. Bereit.

Rebekka

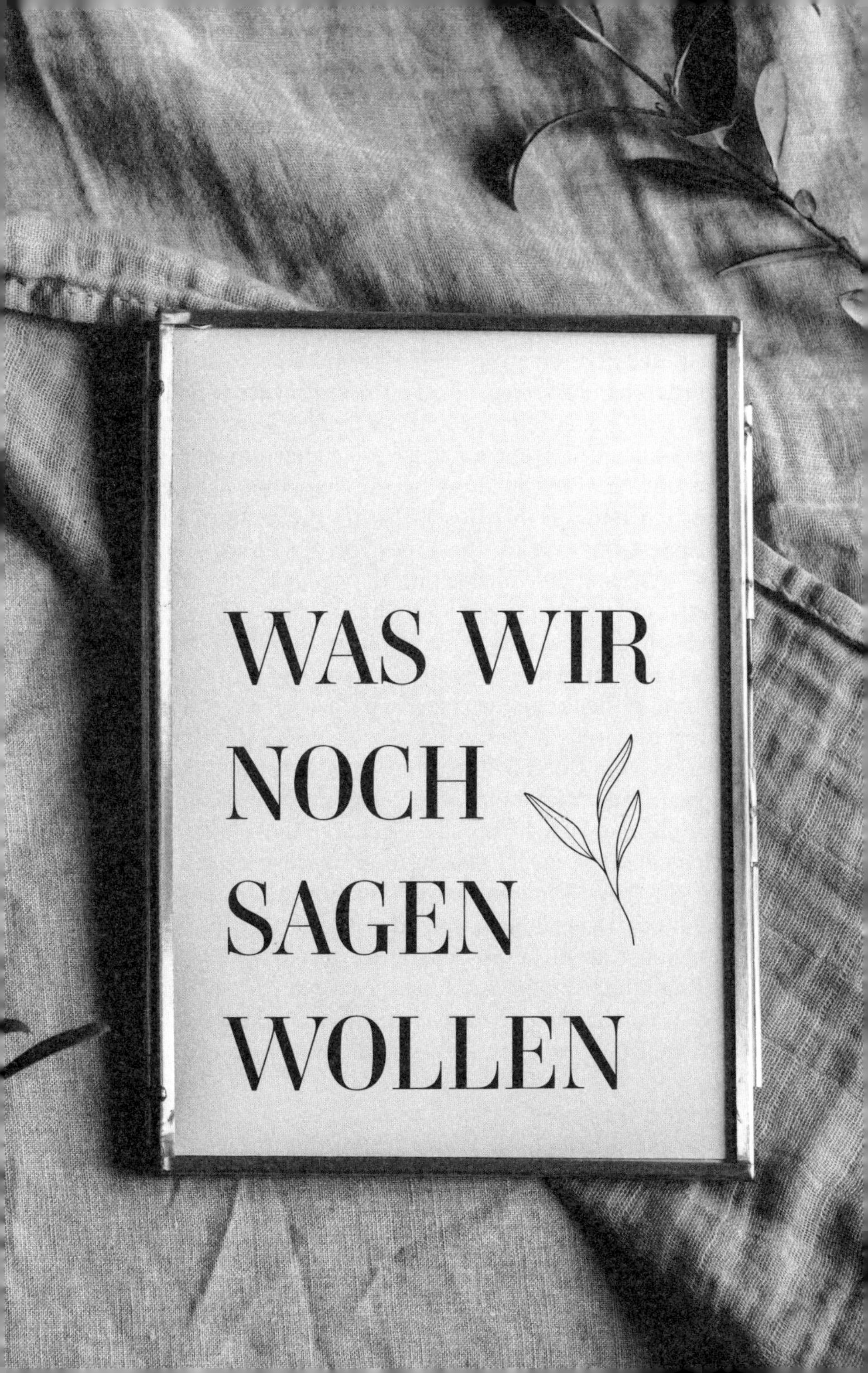
WAS WIR
NOCH
SAGEN
WOLLEN

ZUM SCHLUSS

Du bist am Ende dieses Buches angekommen, und das bedeutet, dass dieses Herzensprojekt von Ilka und mir tatsächlich Realität geworden ist. Während dieses ganzen Prozesses haben wir oft erlebt, wie Gott Türen weit geöffnet hat. Im Sommer 2022 hatten wir ein erstes Konzept für den Verlag zusammengestellt. Noch bevor dort die Entscheidung fiel, fanden erste Durchbrüche bei Menschen statt, die ihre Geschichte für dieses Buch aufgeschrieben haben. Das war für uns eines von vielen Wundern, die uns beim Entstehen des Buches immer wieder neu bestätigt haben, dass wir auf dem richtigen Weg sind.

Im September 2022 war ich an einem Punkt, an dem ich dachte, dass ich mit meiner Geschichte zwar anderen Menschen helfen kann, in die Freiheit zu kommen, dass ich das selbst aber vermutlich nie erleben werde. Ich war so müde von den ständigen Kämpfen, vom Durchhalten und Weiter-Schritte-Gehen, dass ich davon ausging, mich damit abfinden zu müssen, dass diese Krankheit für immer zu meinem Leben gehört. Mein letzter Rückfall lag noch nicht lange zurück, und ich merkte, dass ich keine Hoffnung mehr für diese Situation hatte – bis mir auffiel, dass ich schon seit einigen Tagen keinen Brechdruck mehr gespürt hatte.

Du kannst dir nicht vorstellen, wie verwirrt ich war! Ich hatte keine Ahnung, was plötzlich passiert war. Ich dachte nur: „Keiner bewegt sich, keiner atmet, ich will nicht, dass es kaputtgeht!“ Nicht mal meinen Freunden wollte ich davon erzählen – aus Angst, der Brechdruck könnte dadurch plötzlich merken, dass er seinen Einsatz verpasst hat, und dann aufgeregt aufspringen und sagen: „Oh, hier, ich! Warte, ich hol das direkt nach!!“ (Ja, ich weiß, meine Gedanken sind sehr lebhaft!)

Nach all den Jahren hatte ich mit einem Mal offenbar genug gelernt und geübt, gekämpft und über Dinge gesprochen, sie rausgelassen und losgelassen. Mein Nervensystem inklusive meiner inneren Kapazitäten hatte sich so verändert, dass ich Situationen und Herausforderungen standhalten konnte. Aus einem Aus-halten wurde ein Stand-halten.

Und tatsächlich: Ich habe den Eindruck, ich kann mit vielem heute anders umgehen, es überwältigt mich nicht mehr. Die Herausforderungen sind nicht leichter, nicht besser, nicht weniger geworden, aber ich kann sie heute anders bewältigen. In alldem war Gott am Werk und hat das, was noch verborgen war, in meinem Inneren aufgeschlossen und mir gezeigt, wo noch Schmerz ist, der bearbeitet werden muss. In den darauffolgenden Wochen bemerkte ich weitere positive Veränderungen. Und ich spürte: Egal was die nötigen Puzzleteile am Ende zusammengebracht hat – für mich ist es ein absolutes Wunder.

An einem Herbstnachmittag fuhr ich nach Hause. Vormittags war ich mit einer Kollegin unterwegs gewesen und hatte mit ihr ein Stück Kuchen gegessen. Jetzt war ich auf dem Heimweg von einem Cafébesuch mit einer Freundin. Plötzlich dachte ich: „Moment mal! Habe ich heute zweimal Kuchen gegessen?? Wie ist das denn passiert?!"

Ganz offenbar war der typische Gedankenkreislauf der Essstörung an diesem Tag ausgeblieben. Ich hatte nicht ein einziges Mal überlegt, was ich schon gegessen hatte, was ich mir noch erlauben konnte, was ich wohl ertragen könnte zu essen, während Menschen mir dabei zusehen konnten, und was sich sicher genug anfühlen könnte, um eine maximal hohe Wahrscheinlichkeit zu erreichen, dass danach kein Brechdruck kommen würde. Ich hatte einfach nur gemerkt, dass mein Körper Nahrung brauchte, dann entschieden, was ich jeweils essen wollte, hatte es gegessen, und das war's. Das war es, sonst nichts! Keine Angst, keine Zweifel, keine Verdammnis, kein Selbsthass.

Und selbst als es mir auffiel, blieb das typische „Du musst das ändern, du hast die Kontrolle verloren, du musst daheim gegensteuern und das rückgängig machen" aus. Stattdessen dachte ich: „MOMENT MAL! Ist DAS, wie gesunde Menschen das erleben? Ist

DAS das normale Leben, in dem so ein Tag möglich ist?! Was haben gesunde Menschen denn für ein heftiges Leben!?!?"

Seitdem ist viel passiert. Ich habe zum ersten Mal in meinem Leben etwas auf einem Weihnachtsmarkt gegessen, ohne mich dabei schuldig oder schlecht zu fühlen. Ich erlebe, wie viel Platz in meinem Kopf frei wird, seit die Gedanken der Essstörung mich nicht mehr stundenlang am Tag gefangen nehmen und einengen. In mir werden so viel Raum, Zeit und Kapazität frei, die ich für das Leben nutzen kann.

Die Jahre, in denen der Brechdruck so präsent und so ein großer Teil meines Lebens war, waren anstrengend. Jeder Tag ohne Rückfall war ein riesiger Kampf, und wenn ich einen geschafft hatte, wartete am nächsten Tag ein neuer anstrengender Kampf auf mich. Und jetzt vergeht plötzlich eine ganze Woche, und mir fällt im Nachhinein auf, dass der Druck noch immer nicht zurückgekommen ist. Du kannst dir nicht vorstellen, wie lange mich das irritiert hat. In jeder Ausnahmesituation habe ich innegehalten und gewartet, ob der Druck noch kommt. Es war überwältigend und irritierend zugleich. Das, was ich vorher als Exit gebraucht hatte, weil ich Situationen nicht mehr aushalten konnte, war plötzlich weg!

Viele Betroffene erleben auf dem Weg aus der Essstörung, dass sie Angst haben, ohne sie zu leben. Denk nicht, dass etwas mit dir falsch sei, wenn es dir genauso geht! Die Essstörung hat lange Zeit einen großen Platz in deinem Leben eingenommen und hat dir geholfen, bestimmte Umstände zu überleben. Das, was du danach möglicherweise erst einmal vermisst, ist die Wirkung, die die Essstörung hatte, und nicht das Werkzeug an sich!

Was ich aber auch erlebt habe, ist eine riesige Wut. Als sich alles plötzlich leichter anfühlte und scheinbar von einem Tag auf den anderen funktionierte, erschien das so einfach. Dabei war es das ganz und gar nicht gewesen. Ich war wütend darüber, dass es so viele Jahre gebraucht hatte, bis ich endlich an diesen Punkt kommen durfte, der mir mehr Freiheit gebracht hat. Wieso hatte das so lange brauchen müssen?! Wieso waren all die Schritte und so viel Kampf nötig gewesen?!

Das war eine merkwürdige Spannung: Auf der einen Seite war ich so dankbar für dieses neue Land, das ich betreten durfte, und wollte es auf keinen Fall wieder verlassen müssen; auf der anderen Seite war da so viel Schmerz. Als der Brechdruck ging, wurde Platz für diesen Schmerz und das, was ich auf meinem Weg schon hinter mich gebracht hatte. Es fühlte sich an, wie aus einem sehr, sehr langen Gefecht zu kommen und noch immer verwundet zu sein.

Ich brauchte Zeit zum Heilen. Ich sah all die Tränen der letzten Jahre, all das, was ich bearbeitet und erkämpft hatte, all die Verzweiflung und die Momente, in denen ich das Gefühl hatte, nicht nach Hause zu können, weil ich es dort nicht schaffen würde, nicht zu erbrechen. Ich sah die Momente, in denen ich meine Wohnung verlassen musste, weil ich sonst erbrochen hätte, und deshalb die Tür hinter mir zuzog und ging.

Die Krankheit, dieser Prozess – all das ging so tief und so lange, es hat mir so viel Leben gestohlen, so viel Zeit und Kraft geraubt und meine Lebensqualität so sehr eingeschränkt und vieles behindert. Als ich das meiner Freundin Jenni erzählte, sagte sie: „Aber du hast eine Straße gebaut, auf der andere Menschen nach dir gehen können, und das ist so wertvoll!“ „Ja, aber es hat mich so unfassbar viel gekostet, und das macht mich sauer!“, antwortete ich.

Vielleicht habe ich Wege geschaffen, die andere nach mir gehen können. Heute kann ich Menschen plötzlich erzählen, wie ich es geschafft habe, ein Stück mehr aus der Essstörung zu kommen. Trotzdem tut es weh zu sehen, was es mich, meine Seele und meinen Körper gekostet hat, was es an Freundschaften und Beziehungen, Nähe und Kraft für andere Bereiche meines Lebens geraubt hat. Dennoch: Nach über zwanzig Jahren stehe ich plötzlich an einem Punkt, den zu erreichen ich nicht mehr geglaubt habe. Und ich kann davon erzählen, wie meine Geschichte weiterging.

Ich bin noch nicht ganz aus alldem raus. Und dennoch habe ich neues Land betreten, was ich mir niemals auch nur hätte vorstellen können.

Unser Wunsch ist, dass dir dieses Buch neue Hoffnung gebracht hat. Dass es dir zeigt, dass du in all deinen Kämpfen, in all dem Schmerz und der Verzweiflung, die eine Essstörung mit sich bringen kann, gesehen bist.

Wir wissen, dass es keine Abkürzung auf dem Heilungsweg gibt. Der ist immer individuell und verschlungen und hat auch seine Umwege. Deshalb wünschen wir dir Mut und Kraft herauszufinden, was es für dich ganz persönlich braucht, um Dunkles ans Licht zu bringen, dir Hilfe zu suchen und deine eigenen Schritte in Richtung Freiheit zu gehen.

Denn das können wir mit unseren Geschichten wirklich bezeugen: Freiheit existiert! Und deine Geschichte, die ist noch nicht zu Ende.

Rebekka und Ilka

DANKE

Rebekka

Danke an meine Freunde, mein engstes Umfeld. Ich zähle hier bewusst keine Namen auf, aber ihr wisst, wenn ihr dazugehört. :) Ihr seid der Wahnsinn, und ich bin so gesegnet, euch in meinem Leben zu haben. Danke für eure Liebe für mich, eure Gebete, Ermutigungen, für euer Anfeuern und auch für euer Mitfreuen, Mitleiden und Mitfühlen in den vergangenen Jahren. Danke, dass ihr Hoffnung hochgehalten habt, als ich sie nicht mehr hatte, und dass ihr Dinge mittragt, wenn es für mich allein zu schwer wird. Ich bin megadankbar für euch und dass wir Leben teilen.

Ich bin außerdem superdankbar für die Menschen, die sich bewusst in mein Leben investiert haben, damit ich gesund werde. Das gilt für Freunde und Wegbegleiter und auch für die Menschen, die diesen Weg durch ihre professionelle Arbeit mitgegangen sind. Ich habe so viel lernen dürfen und bin dankbar, dass ich diese unzähligen kleinen und großen Schritte und Durchbrüche in Begleitung gehen und erkämpfen durfte.

Ilka! Ich hätte dieses Buch mit niemandem sonst schreiben wollen als mit dir! Unsere Geschichte ist wirklich besonders. Du hast trotz Baby und aller Veränderungen in deinem Leben durchgehalten, weitergemacht und vertraut – und hier sind wir: mit unserem Buch. Und obwohl wir in diesen Monaten sehr an unsere Grenzen gekommen sind, haben wir nie über Inhalte oder unsere Basis diskutiert, sondern waren in alldem immer eine Einheit. Auch das ist besonders! Ich freue mich sehr, dass wir Freundinnen sind, und habe das leise Gefühl, dass dieses Abenteuer gerade erst losgegangen ist.

Meine Freundin Rebekka – so oft habe ich gedacht, wie gern ich dieses besondere Projekt mit dir besprochen hätte. Ich hätte so gern deine Ideen und Gedanken gehört und mit dir geteilt, wie sich all das entwickelt. Für dich, dein Leben und deine Freundschaft bin ich ewig dankbar! Du wirst sehr geliebt und vermisst – wir sehen uns im Himmel wieder!

Ilka

Danke, Gott, dass du mir vor gut zwei Jahren die Vision für dieses Buchprojekt geschenkt und alles so geführt hast, dass es nun Realität geworden ist.

Daniel! Danke, dass du mir, wie auch schon bei vielen anderen Projekten, den Rücken frei gehalten hast. Danke, dass du mich ermutigt hast, dabeizubleiben. Danke, dass du dich um unseren kleinen Mucki gekümmert hast, damit ich Zeit zum Schreiben hatte. Danke, dass du an mich und dieses Buchprojekt glaubst. Ich liebe dich.

Mama – danke, dass du bereits in den frühen Morgenstunden vorbeigekommen und mit deinem Enkel bei Wind und Wetter spazieren gegangen bist, damit ich schreiben konnte. Das ist nicht selbstverständlich. Danke für dich!

Rebekka! Danke für deinen Mut, dieses Buch mit mir zu schreiben. Danke, dass du nicht weggelaufen bist, als ich bei unserem ersten Treffen einfach so mit der Tür ins Haus gefallen bin. Danke, dass du manchmal tagelang auf meine Antwort gewartet hast, danke für deine Geduld. So oft ist mir klar geworden: Dieses Buch brauchte genau dich und niemanden sonst. DANKE!!!

Danke außerdem an alle meine Freunde und Familienmitglieder, die diesen Buchprozess begleitet haben. Danke für eure Gebete, danke für eure Nachfragen, danke für die Gespräche, die mir neue und wertvolle Gedankenanstöße gegeben haben. Ihr seid der Hammer!

Gemeinsames Danke

Konstanze, du bist und bleibst die beste Lektorin, die wir uns für dieses Projekt hätten wünschen können. Danke, dass du so viel für und mit uns gekämpft und dich dieser Herausforderung gestellt hast!

Danke auch an all die Menschen, die etwas für dieses Buch geschrieben und sich investiert haben. Dass ihr eure Erfahrungen teilt, ist nicht selbstverständlich. Danke für euren Mut und dass ihr unsere Vision für dieses Buch mitgetragen habt!

Und danke an jeden, der dieses Projekt anderweitig unterstützt hat – wir sind superdankbar für euch!

RESSOURCEN

Hier stellen wir euch eine kleine Auswahl hilfreicher Ressourcen vor:

Bücher

- Verena König, *Bin ich traumatisiert?,* Gräfe und Unzer Verlag GmbH 2021
- Maria Sanchez, *Die revolutionäre Kraft des Fühlens,* Gräfe und Unzer Autorenverlag 2019
- Julia Kremer, *#RespectMySize,* Blanvalet Verlag 2022 (Instagram: @schoenwild)
- *Keys to Freedom,* Mercy Beyond e. V., https://mercybeyond.de/produkt/keys-to-freedom-buch/

Podcasts

- *Kreative Transformation:* von Verena König, die therapeutisch arbeitet und traumasensibles Coaching anbietet. Alle Folgen drehen sich um das Thema Trauma. Sehr informativ, traumasensibel, beinhaltet viele verschiedene Themen und beantwortet viele Fragen (Instagram: @verenakoenig.official).
- *Hoffnung wiederherstellen, Leben verändern:* von Mercy Beyond, einem deutschsprachigen Verein, dessen Auftrag es ist, Menschen auszubilden, auszurüsten und zu befähigen, frei zu werden und frei zu bleiben. In den verschiedenen Folgen geht es zum einen um die verschiedenen Schlüssel, die Jesus uns gegeben hat, um frei zu werden und frei zu bleiben. Zum anderen wird auf verschiedene Themen rund um mentale Gesundheit

sowie auf verschiedene psychische Erkrankungen eingegangen. Ehrlich, hoffnungsvoll und ermutigend.

Websites

- *https://thefour.com/de/:* Wenn du dich neu für ein Leben mit Jesus entschieden hast, kann dir diese Website helfen, die nächsten Schritte zu gehen.
- *www.mercybeyond.de:* Das Herz von Mercy Beyond ist, dass Menschen frei werden und frei bleiben. Alle Angebote, die dir dabei helfen sollen, Trainings, Kurse, individuelle Unterstützungsangebote etc., findest du auf dieser Website.
- *www.damicharf.com:* Dami Charf ist Therapeutin und Trauma-Expertin. Sie hat einige Bücher und Kurse mit hilfreichen Inhalten gemacht und teilt ihr Wissen in YouTube-Videos und auf Instagram (@damicharf).
- *www.bzga-essstoerungen.de:* eine Seite der Bundeszentrale für gesundheitliche Aufklärung mit vielen Informationen für Betroffene und Angehörige. Hier findest du außerdem Hintergrundwissen und Anlaufstellen, um weitere Hilfe zu erhalten.

Instagram-Accounts

- @psychotherapie.essstoerungen (Dr. Julia Tanck, Psychotherapeutin)
- @ernaehrungsrevolution (Isabel Bersenkowitsch, BSc Diätologin)
- @jennifer_rollin (englischsprachig, Therapeutin und Autorin im Bereich Essstörungen)
- @mercybeyond.de (Mercy Beyond Deutschland)